Onderzoek en behandeling van de nek

Orthopedische casuïstiek

Onderzoek en behandeling van de nek

Redactie:
Koos van Nugteren
Dos Winkel

Met bijdragen van:
Geert Mahieu
Pat Wyffels
Didi van Paridon
Patty Joldersma
Imre Esser

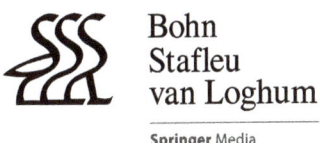

Houten 2012

© 2012 Bohn Stafleu van Loghum, onderdeel van Springer Media

Alle rechten voorbehouden. Niets uit deze uitgave mag worden verveelvoudigd, opgeslagen in een geautomatiseerd gegevensbestand, of openbaar gemaakt, in enige vorm of op enige wijze, hetzij elektronisch, mechanisch, door fotokopieën of opnamen, hetzij op enige andere manier, zonder voorafgaande schriftelijke toestemming van de uitgever.

Voor zover het maken van kopieën uit deze uitgave is toegestaan op grond van artikel 16b Auteurswet j° het Besluit van 20 juni 1974, Stb. 351, zoals gewijzigd bij het Besluit van 23 augustus 1985, Stb. 471 en artikel 17 Auteurswet, dient men de daarvoor wettelijk verschuldigde vergoedingen te voldoen aan de Stichting Reprorecht (Postbus 3060, 2130 KB Hoofddorp). Voor het overnemen van (een) gedeelte(n) uit deze uitgave in bloemlezingen, readers en andere compilatiewerken (artikel 16 Auteurswet) dient men zich tot de uitgever te wenden.

Samensteller(s) en uitgever zijn zich volledig bewust van hun taak een betrouwbare uitgave te verzorgen. Niettemin kunnen zij geen aansprakelijkheid aanvaarden voor drukfouten en andere onjuistheden die eventueel in deze uitgave voorkomen.

ISBN 978 90 313 9022 9
NUR 894

Ontwerp omslag: A-Graphics Design, Anita Amptmeijer, Apeldoorn
Ontwerp binnenwerk: TEFF (www.teff.nl)
Automatische opmaak: Pre Press Media Groep, Zeist

Bohn Stafleu van Loghum
Het Spoor 2
Postbus 246
3990 GA Houten

www.bsl.nl

Inhoud

	Lijst van auteurs	1
	Verwijzingen naar eerder verschenen *Orthopedische casuïstiek*	3
	Inleiding *Dos Winkel en Koos van Nugteren*	5
	Anatomie	5
	Musculatuur	9
	Bewegingen van de cervicale wervelkolom	11
	De a. vertebralis	12
	Innervatie	13
	Literatuur	16
1	**Hevige pijn en blokkering van de nek bij een 10-jarige jongen** *Koos van Nugteren*	17
	Inspectie	17
	Functieonderzoek	17
	Palpatie	17
	Therapie	18
	Literatuur	20
2	**Nekpijn met bewegingsbeperkingen, plotseling ontstaan tijdens een partijtje badminton bij een 21-jarige thuiszorgmedewerkster** *Koos van Nugteren*	21
	Inspectie	21
	Functieonderzoek	21

Therapie	22
Literatuur	25

3 Een 23-jarige studente met houdingsgebonden unilaterale hoofd- en nekpijn — 27
Pat Wyffels

Inspectie	28
Palpatie	28
Functieonderzoek	28
Specifieke palpatie	28
Therapie	29
Literatuur	30

3a Hoofdpijn — 31
Koos van Nugteren

Classificatie	31
Spanningshoofdpijn	33
Migraine	36
Cervicogene hoofdpijn	39
Medicatie-afhankelijke hoofdpijn	42
Clusterhoofdpijn	42
Literatuur	43

4 Plotseling optredende pijn in de rechterarm bij een 30-jarige vrouw — 45
Geert Mahieu

Inspectie	45
Functieonderzoek	45
Neurologisch onderzoek	46
Aanvullend onderzoek	46
Therapie	47
Literatuur	50

5 Pijn in de linkerarm bij een 65-jarige vrouw die al jaren regelmatig nekpijn heeft — 51
Koos van Nugteren

Inspectie en algemene palpatie	51
Functieonderzoek en klinische testen *(zie bijlage I, II en III)*	52
Aanvullend onderzoek	53
Therapie	54
Literatuur	55

5a	**Addendum: cervicale radiculopathie** *Koos van Nugteren*	**57**
	Inleiding	57
	Symptomatologie	58
	Aanvullend onderzoek	59
	Differentiaaldiagnostiek	60
	Conservatieve therapie	62
	Injecties	64
	Operatieve therapie	65
	Literatuur	65
6	**Een 58-jarige ober met langzaam-progressieve pijn in de rechterarm** *Imre Esser*	**67**
	Inspectie	67
	Palpatie	67
	Functieonderzoek	68
	Anamnese	68
	Inspectie	68
	Functieonderzoek	68
	Therapie	69
	Literatuur	70
7	**Een 37-jarige man met ernstige chronische klachten in de clavicularegio met uitstraling naar de arm, na een linkszijdige claviculafractuur** *Didi van Paridon-Edauw en Dos Winkel*	**71**
	Inspectie	72
	Palpatie	72
	Functieonderzoek	72
	Aanvullend onderzoek	73
	Therapie	74
7a	**Addendum: thoracic-outletsyndroom** *Patty Joldersma en Koos van Nugteren*	**77**
	Inleiding	77
	Onderverdeling op grond van locatie van de compressie	77
	Onderverdeling op grond van de gecomprimeerde structuur	78
	Predisponerende factoren	80
	Vasculair thoracic-outletsyndroom	81
	Non disputed neurogeen thoracic-outletsyndroom	82

	Disputed (neurogene) thoracic-outletsyndroom	83
	De test van Roos	84
	Aanvullende diagnostiek	84
	Differentiaaldiagnostiek	84
	Therapie	86
	Literatuur	87
8	**Nekpijn bij een reumapatiënte van 57 jaar**	**89**
	Geert Mahieu	
	Inspectie	89
	Functieonderzoek	90
	Neurologisch onderzoek	90
	Aanvullend onderzoek	90
	Therapie	92
	Literatuur	93
9	**Nekpijn na een auto-ongeluk bij een 17-jarig meisje**	**95**
	Geert Mahieu	
	Inspectie	96
	Functieonderzoek	96
	Neurologisch onderzoek	96
	Aanvullend onderzoek	96
	Therapie	99
	Literatuur	101

Bijlage I
Functieonderzoek van de cervicale wervelkolom 103

Bijlage II
Sensibiliteit en reflexen 107
Sensibiliteit 107
Reflexen van de armen 107
Reflexen van de benen 108
Literatuur 109

Bijlage III
Radiculopathie: vier testen 111
De Spurlingtest en de cervicaletractietest 111
Upper limb tension test (ULTT) en de cervicalerotatietest 112
Literatuur 114

Bijlage IV
De MRC-schaal: een maat voor spierkracht   **115**
Literatuur   116

Bijlage V
Vragenlijst 'hoofdpijn'   **117**
Interpretatie   118

Bijlage VI
Algemene houdingsinstructies   **119**

Bijlage VII
Algemene oefeningen voor verbetering van houding, mobiliteit en spierkracht   **121**
Literatuur   125

Bijlage VIII
Innervatie van de huid van nek, romp, arm en hand   **127**

Register   **131**

Lijst van auteurs

Imre Esser, fysiotherapeut, Fysiomaatwerk te Uden.

Patty Joldersma, fysiotherapeut en fitnessinstructeur te Nijmegen.

Geert Mahieu, orthopedisch chirurg,* specialisatie: chirurgie van de wervelkolom. Verbonden aan het AZ Monica te Deurne, België.

Koos van Nugteren, fysiotherapeut in een particuliere praktijk te Nijmegen. Specialisatie: orthopedische aandoeningen.

Didi van Paridon-Edauw, fysiotherapeut in een eigen praktijk te Schoten, België. President van de International Academy of Orthopaedic Medicine (IAOM).

Dos Winkel, orthopedisch fysiotherapeut. Oprichter van de International Academy of Orthopaedic Medicine, waarvan hij van 1978 tot maart 2005 president was.

Dr. Pat Wyffels, huisarts te Halle-Zoersel, België. Als wetenschappelijk medewerker verbonden aan het huisartseninstituut van de Universitaire Instelling Antwerpen (UIA) en docent aan de cursus Orthopedische Geneeskunde van Domus Medica te Antwerpen.

---

* Met speciale dank aan prof. dr. Geert Mahieu: hij heeft naast patiëntencasuïstiek veel fotomateriaal ter beschikking gesteld. Zonder zijn inbreng was dit boek in de huidige vorm niet mogelijk geweest.

Verwijzingen naar eerder verschenen
Orthopedische casuïstiek

Soms wordt in het boek verwezen naar eerder verschenen patiëntencasuïstiek. Deze casuïstiek staat in de online vakbibliotheek van Bohn Stafleu van Loghum en is via internet te raadplegen door abonnees van *Orthopedische casuïstiek*.

Nadere informatie hierover is te vinden op de website van:
– de uitgever: www.bsl.nl
– de redactie van *Orthopedische casuïstiek*: www.orthopedischecasuistiek.nl

Inleiding

Dos Winkel en Koos van Nugteren

De cervicale wervelkolom vormt de verbinding tussen schedel en romp. Om bewegingen van het hoofd mogelijk te maken is de beweeglijkheid van de cervicale wervelkolom groot in vergelijking met de rest van de wervelkolom. De verbinding met het hoofd via de bovenste twee wervels, de atlas en axis, is het meest beweeglijke deel.

Anatomie

Cervicale wervels zijn de kleinste wervels van de wervelkolom. Zij worden gekenmerkt door een klein corpus en een verhoudingsgewijs groot driehoekig foramen vertebrale waarin zich het ruggenmerg bevindt. De atlas en axis vertonen een andere vorm dan de onderliggende vijf wervels.

Typerend voor de cervicale wervels is dat de processus transversi doorboord zijn. De opeenvolgende foramina transversarii vormen tezamen een kanaal waardoorheen de arteria vertebralis richting schedelbasis loopt. **Processus transversi**

De processus articularis superior van een cervicale wervel vormt een facetgewricht (junctura zygapophysealis) met de processus articularis inferior van de bovenliggende wervel. De bovenste cervicale facetten staan onder een hoek van ongeveer 40°, de onderste onder een hoek van ongeveer 65°. De facetten zijn bekleed met hyalien kraakbeen en de gewrichten worden omgeven door een gewrichtskapsel; de randen van het facetgewricht worden opgevuld door meniscoïde plooien in het gewrichtskapsel. **Facetgewrichten**

Tussen atlas en schedel bevindt zich geen facetgewricht maar er bevinden zich twee ovale gewrichtsvlakken die articuleren met de schedel. Dit geldt ook voor de gewrichten tussen atlas en axis.

Tussen het vijfde en tiende levensjaar vormen zich aan de laterale zijden van het corpus de zogeheten processus uncinati, die in craniale richting uitsteken. De beide processus uncinati en de bovenliggende wervel maken in de genoemde levensperiode contact en vormen dan een gewrichtsspleet (*figuur 0-3*). Deze gewrichtsspleten veranderen op tienjarige leeftijd in grootte en zetten zich voort in de discus intervertebralis; hierbij wordt de discus aan de laterale zijden horizontaal in tweeën verdeeld. De spleet **Uncovertebrale gewrichten C3-C7**

Figuur 0-1 en 0-2
Zesde cervicale wervel, bovenaanzicht en van opzij.

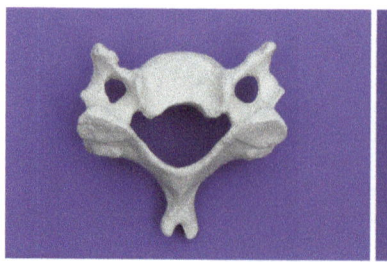
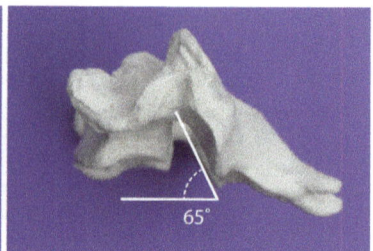

groeit in de loop van het leven naar mediaal; zodra de beide spleten contact hebben gemaakt, is de discus in twee schijven van gelijke grootte verdeeld (*figuur 0-4*). Dit leidt vaak tot instabiliteit en verhoogde belasting van de uncovertebrale gewrichten en de facetgewrichten. Deze gewrichten reageren hierop met de vorming van osteofyten. Hierdoor worden de gewrichten breder: dit proces moet gezien worden als een fysiologische aanpassing, waarbij het krachtabsorberende oppervlak groter wordt en zo de druk op de betreffende gewrichten vermindert. Deze aanpassing heeft wel een keerzijde: de ruimte-innemende osteofyten veroorzaken namelijk op latere leeftijd vaak secundaire problemen zoals compressie van de spinale zenuw, de arteria vertebralis en/of het ruggenmerg.

De uncovertebrale gewrichten zijn het best ontwikkeld in C2-C3, C3-C4 en C4-C5. Het minst (of soms in het geheel niet) in C5-C6 en C6-C7. In de uncovertebrale gewrichten worden meniscoïde insluitsels gevonden die vanuit het kapsel het gewricht ingroeien.

Figuur 0-3
Processus uncunati en uncovertebrale gewrichten.

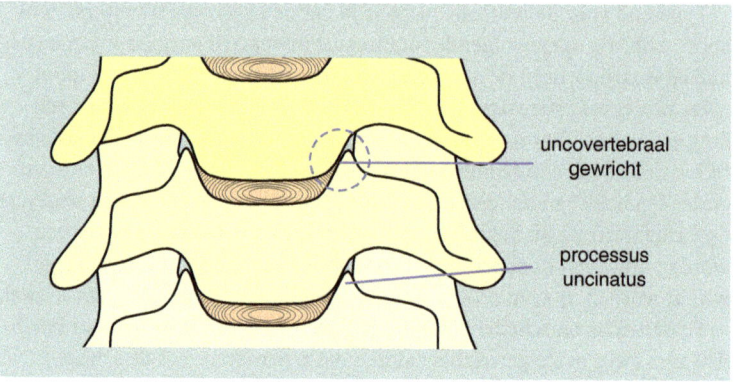

Atlas De atlas (*figuur 0-5*), drager van het hoofd, onderscheidt zich van de andere wervels doordat een wervellichaam ontbreekt. Tevens ontbreekt een echte processus spinosus. De eerste palpabele processus spinosus is dus die van C2, de axis. De processus transversi zijn juist zeer lang en evenals de andere wervels doorboord voor de doorgang van de arteriae vertebrales. Zij zijn goed palpabel direct achter de kaakhoek onder het oorlelletje.

Inleiding

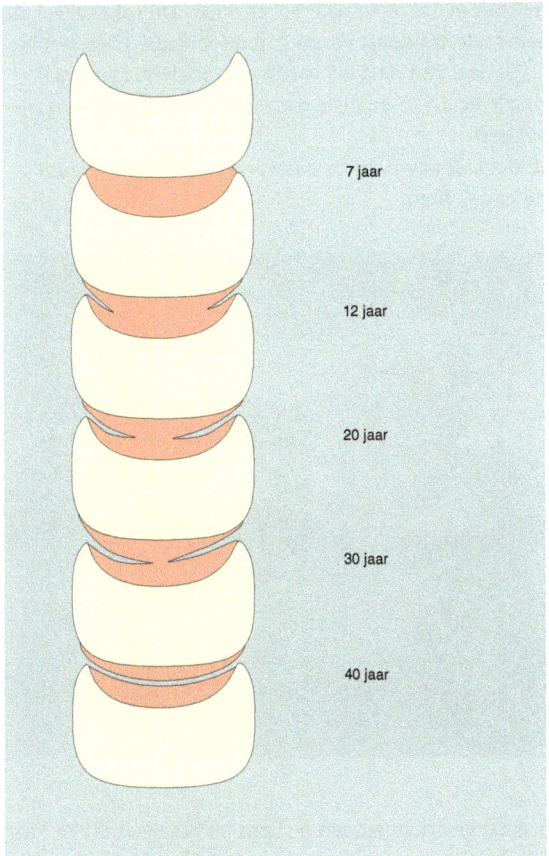

Figuur 0-4
Scheurvorming in disci.

7 jaar

12 jaar

20 jaar

30 jaar

40 jaar

Op de bovenzijde van de atlas bevinden zich twee ovale gewrichtsvlakken voor articulatie met de schedel; in dit gewricht, de articulatio ellipsoidea, kan flexie-extensie en lateroflexie van het hoofd plaatsvinden.

Aan de onderzijde van de atlas bevinden zich twee gewrichtsvlakken voor articulatie met de axis.

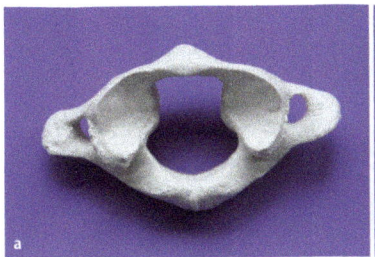 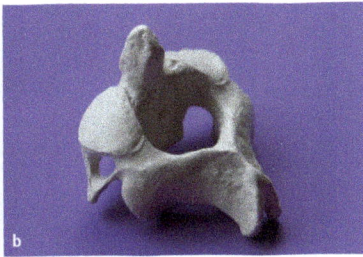

Figuur 0-5 en 0-6
a: Atlas en b: Axis.

De axis (*figuur 0-6*), de tweede wervel, vormt de spil waaromheen de atlas en dus ook het hoofd draaien. De axis bezit hiertoe aan de voorzijde een

Axis

groot tandvormig uitsteeksel dat recht naar boven wijst. Dit uitsteeksel, de dens ofwel de processus odontoideus, vormt aan de ventrale zijde een gewricht met de atlas. Dit deel van de dens is dan ook bekleed met kraakbeen, evenals het dorsale deel van de dens dat met het ligamentum transversum atlantis articuleert.

Behalve het atlantodentaal gewricht, is ook sprake van twee lateraal gelegen atlantoaxiale gewrichten.

Figuur 0-7
Atlas en axis.

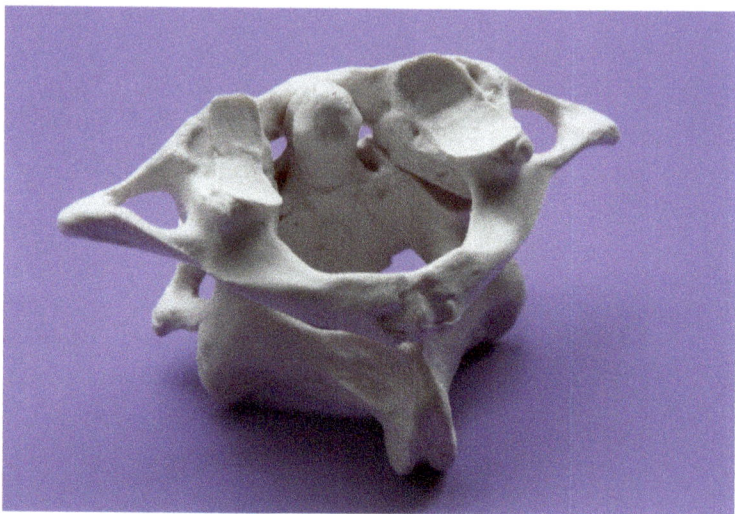

Strikt genomen is er geen gewricht tussen de dens en het occiput. Er zijn wel vier sterke bandverbindingen: het ligamentum apicis dentis, de membrana tectoria en de twee ligamenta alaria *(figuur 0-8)*.

Figuur 0-8
Atlantodentaal gewricht met ingetekend het ligamentum transversum atlantis dat de dens met de atlas verbindt, en de ligamenta apicis dentis en alaria die de dens met de schedel verbinden.

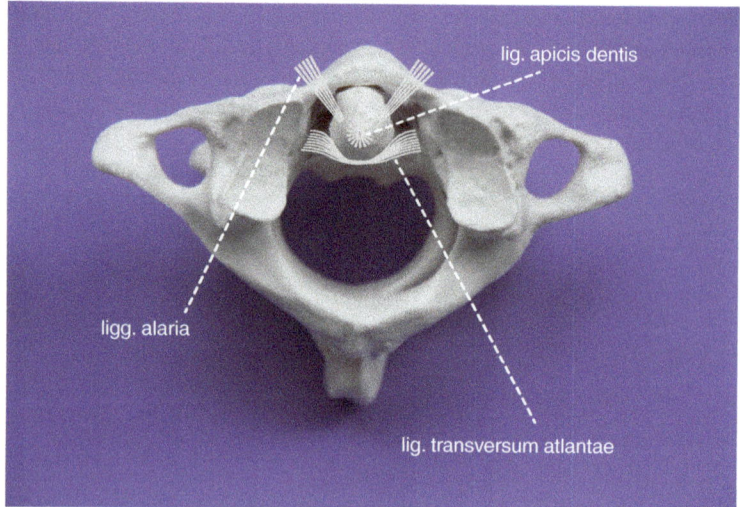

De voor-achterwaartse diameter van de binnenzijde van de atlas bedraagt ongeveer 3 cm. Een derde daarvan wordt ingenomen door de dens, een derde door het ruggenmerg en een derde is vrije ruimte. Dit betekent dat twee derde van de voor-achterwaartse diameter van de atlas – ofwel 2 cm – beschikbaar is voor het ruggenmerg. Dit wordt ook wel SAC (Space Available for the Cord) genoemd (figuur 0-9).

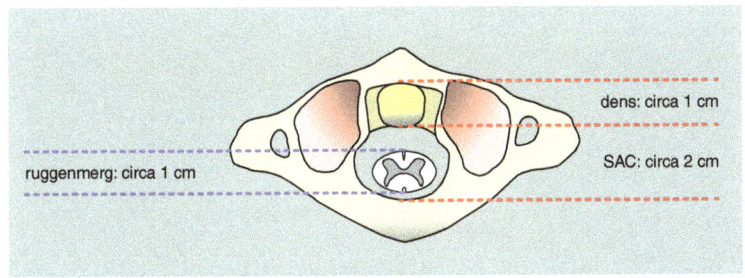

Figuur 0-9
Bovenaanzicht van de atlas en de dens: de voor-achterwaartse diameter van het wervelkanaal die beschikbaar is voor het ruggenmerg (SAC) is ongeveer tweemaal zo groot als de diameter van het ruggenmerg (naar Moskovich R.,1994).[1]

De discus intervertebralis

Vanaf het niveau C2-C3 en lager bevinden zich tussen de wervels disci intervertebrales. Bewegingen van de nek onder C2 zal altijd leiden tot vervorming van de discus. Aangenomen wordt dat een gezonde discus nauwelijks doorbloed wordt. De discus wordt wel voor een deel geïnnerveerd[2]; dit betreft vooral het buitenste derde deel.

Musculatuur

Tussen het hoofd en de eerste twee wervels verlopen onderdelen van de grote longitudinale spiersystemen (m. longissimus, m. semispinalis en m. splenius capitis) naast een aantal korte spieren (figuur 0-10): de mm. rectus capitis posterior major en minor en de m. obliquus capitis superior. Al deze spieren zijn betrokken bij de handhaving van de rechtopgerichte positie van het hoofd. De m. obliquus capitis inferior verbindt atlas en axis; deze spier heeft een sterk (homolateraal) roterend effect.
   De mm. rectus capitis posterior major en minor en de mm. obliquus capitis superior en inferior worden alle geïnnerveerd door de puur motorische nervus suboccipitalis (de ramus dorsalis van C1).

De diepe nekflexoren

De diepe nekflexoren bevinden zich aan de voorzijde van de cervicale en hoogthoracale wervels; het zijn de m. longus capitis en – iets meer caudaal daarvan – de m. longus colli. Zij verzorgen de craciocervicale flexie, een beweging waarbij de kin wordt ingetrokken en de cervicale lordose vermindert (figuur 3a-3). Aangezien de spieren diep gelegen zijn, dicht bij de bewegingsas, hebben zij ook een stabiliserende functie.

Figuur 0-10
Verloop van de korte nekspieren.

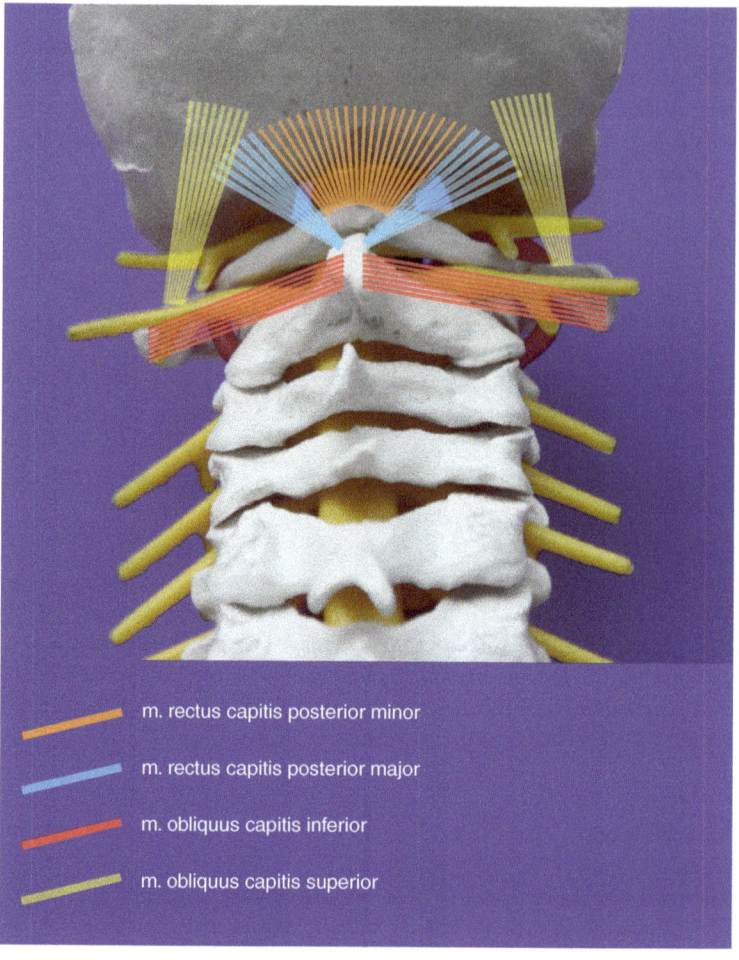

De diepe nekflexoren zijn klinisch van belang omdat zij vaak verzwakt zijn bij personen met nekpijn of cervicale hoofdpijn.

Uhlig et al.[3] onderzochten biopsieën van vrijwel alle dorsale en ventrale nekspieren van personen die een spondylodese van cervicale wervels ondergingen wegens diverse vormen van cervicale disfunctie. Zij vonden bij alle onderzochte nekspieren een omzetting van spiertype I (slow twitch ofwel trage rode spiervezels) naar spiertype IIb (fast twitch ofwel snelle witte spiervezel). Kennelijk verloor de nekmusculatuur van personen met nekpathologie het vermogen om duurbelasting te ondergaan. Vooral *ventrale* nekmusculatuur toonde een groot verlies aan uithoudingsvermogen als nekklachten al langdurig aanwezig waren.

De m. sternocleidomastoideus

Een bijzondere spier is de oppervlakkig gelegen m. sternocleidomastoideus die zijn oorsprong heeft op het manubrium sterni en de mediale zijde van de clavicula, en insereert aan de processus mastoideus en het laterale deel van de linea nuchae superior van de schedel.

Bij eenzijdige contractie ontstaat een homolaterale lateroflexie en een rotatie naar de *heterolaterale* zijde. Een dergelijke scheefhals (torticollis) wordt ook wel een cock-robin-positie* genoemd ofwel sternocleidomastoideushouding. Babies en peuters met een eenzijdige verkorting van de m. sternocleidomastoideus vertonen deze houding. Ook bij een atlantoaxiale (sub)luxatie kan zo'n torticollis ontstaan.

> Wanneer bij een torticollis een rotatiestand in combinatie met een *homolaterale* lateroflexie bestaat, dan is meestal sprake van een discogeen probleem. In bepaalde gevallen, vooral bij kinderen, kan een dergelijke torticollis worden veroorzaakt door een probleem in een uncovertebraal gewricht.[4]

Bij dubbelzijdige contractie van de m. sternocleidomastoideus ontstaat flexie van de cervicale wervelkolom terwijl juist extensie in het atlantooccipitale gewricht plaatsvindt. Dit komt door de ver naar dorsaal gelegen insertie van de spier aan de schedel.[5]

Aangezien de spier zijn oorsprong heeft aan de bovenzijde van het sternum, kan de m. sternocleidomastoideus ook beschouwd worden als een hulpademhalingspier.

Bewegingen van de cervicale wervelkolom

Rotatie

De gemiddelde unilaterale rotatiemogelijkheid van de totale cervicale wervelkolom is (rond 25-jarige leeftijd) circa 72° waarbij meer dan de helft van de rotatiemogelijkheid afkomstig is van C1-C2 (40°).

Per segment worden de volgende waarden beschreven:[6]

C0-C1: 1,0°
C1-C2: 40,5°
C2-C3: 3,0°
C3-C4: 6,5°
C4-C5: 6,8°
C5-C6: 6,9°
C6-C7: 5,4°
C7-Th: 2,1°

---

* *Cock robin betekent: roodborstje.*

Bovenstaande waarden zijn gemiddelden op 25-jarige leeftijd. Men moet zich realiseren dat er veel individuele variatie bestaat en dat op latere leeftijd de mate van beweeglijkheid afneemt.

Lateroflexie   Lateroflexie van de cervicale wervelkolom is gekoppeld aan rotatiebewegingen van de verschillende cervicale sementen. Een geïsoleerde lateroflexie vindt normaliter niet plaats.

Flexie-extensie   Flexie en extensie van het hoofd vindt voor een belangrijk deel plaats tussen schedel en atlas. De totale bewegingsuitslag tussen flexie en extensie bedraagt in het atlanto-occipitale gewricht circa 20-35°.

Tussen C1 en C2 is geen flexie-extensie mogelijk. De rest van de beweeglijkheid is afkomstig van de onderliggende cervicale wervels. Op jongvolwassen leeftijd wordt de mate van flexie-extensie per segment geschat op:[7]

C2-C3: 10,5°
C3-C4: 17°
C4-C5: 21°
C5-C6: 22,5°
C6-C7: 18°

Belasting van de cervicale wervelkolom en de positie van het hoofd

Het deelzwaartepunt van het hoofd bevindt zich vóór de flexie-extensieas van het hoofd. Het hoofd dreigt daardoor voorover te kantelen. Om dit te voorkomen moeten de dorsale nekspieren kracht leveren in extensierichting. Deze statische spieractiviteit is groter als het hoofd verder naar voren gebogen wordt. Een fysiologische lordose van de cervicale wervelkolom zorgt ervoor dat het zwaartepunt van het hoofd niet te ver naar voren komt te liggen. Dan hoeven de nekspieren minder te contraheren en zal de belasting op disci en intervertebrale gewrichten minder hoog zijn.

Een anteropositie van het hoofd veroorzaakt een relatief hoge belasting van dorsale nekspieren, disci en wervelgewrichten. Dit geldt ook voor activiteiten die oog-handcoördinatie behoeven; hierbij kijkt men immers doorgaans naar beneden. Deze positie vereist veel spieractiviteit waardoor de compressie tussen de wervels toeneemt. Men doet er in de ergonomie dan ook goed aan zo veel mogelijk arbeidshoudingen na te streven waarbij niet voortdurend naar beneden gekeken wordt.

De a. vertebralis

De aa. vertebrales ontspringen uit de a. subclavia. Hiervandaan verlopen de beide arteriën vrijwel loodrecht omhoog door de foramina van de processus transversi van C6 tot en met C1. Ter hoogte van C1-C2 en C0-C1 maken de arteriën een lus, om dan via het foramen magnum de schedel binnen te gaan. Ventraal van de hersenstam voegen de beide arteriën zich samen tot de arteria basilaris. Vanuit de a. basilaris ontspringen dan weer de beide aa. cerebri posteriores. De a. basilaris mondt uit in een arteriële ringstructuur (cirkel van Willis) die ook gevoed wordt door de aa. carotides internae.

Vanuit de a. vertebralis wordt de cervicale wervelkolom doorbloed, inclusief de daarin aanwezige zenuwstructuren.
De a. basilaris is verantwoordelijk voor de doorbloeding van de hersenstam.
De aa. cerebri posteriores verzorgen de occipitale cortex (die een functie heeft in het visuele systeem).

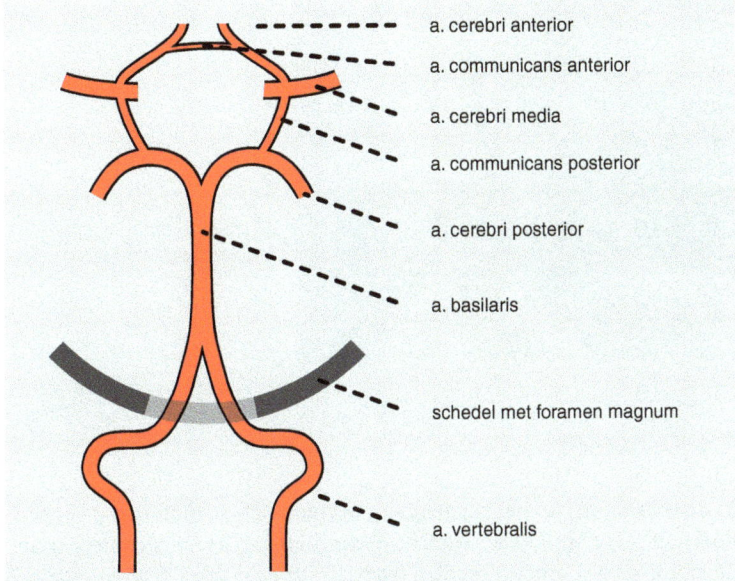

Figuur 0-11
De aa. vertebrales en hun vertakkingen binnen de schedel.

Innervatie

De zenuwwortels van de bovenste twee segmenten komen dorsaal uit de wervelkolom tevoorschijn. Bij de meer naar caudaal gelegen segmenten treden de zenuwwortels ventraal van de facetgewrichten uit het wervelkanaal. Op cervicaal niveau lopen de wortels niet zo dicht langs de disci als op lumbaal niveau. Wel liggen de wortels in het foramen intervertebrale posterolateraal vrij direct omgeven door de facetgewrichten en anteromediaal door de uncovertebrale gewrichten. Wortelcompressie in de cervicale wervelkolom wordt dan ook in vergelijking met de lumbale wervelkolom relatief vaak veroorzaakt door degeneratieve veranderingen van de wervelgewrichten, en minder vaak door (uitsluitend) discusprotrusies. Een combinatie van beide is uiteraard ook mogelijk: bij een, door facet- en/of uncartrose, vernauwd foramen intervertebrale zal een kleine protrusie van een discus in de richting van het foramen intervertebrale al tot compressie van de zenuwwortel leiden.

Figuur 0-12
De opeenvolgende foramina transversarii vormen tezamen een kanaal waardoor de arteria vertebralis richting schedelbasis verloopt. De zenuwwortels van de bovenste twee segmenten komen dorsaal uit de wervelkolom tevoorschijn (pijl). Bij de meer naar caudaal gelegen segmenten treden de zenuwwortels ventraal van de facetgewrichten uit het wervelkanaal.

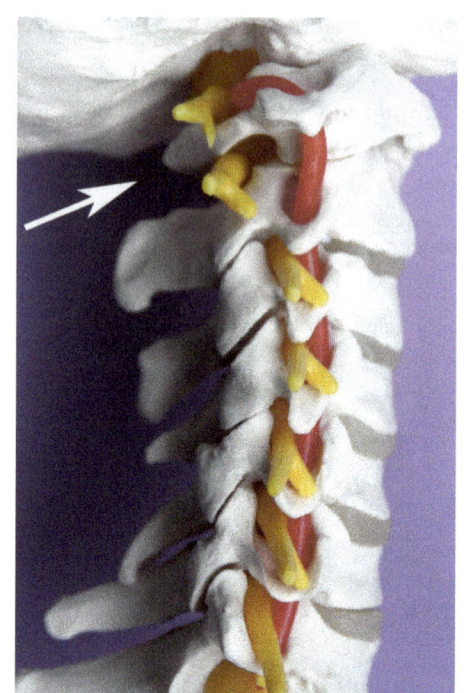

Radix, spinale zenuw en ramus

Radix ventralis en dorsalis

In de voorhoorn van het ruggenmerg bevindt zich de motorische voorhoorncel. Als er prikkeloverdracht plaatsvindt van het ruggenmerg naar de motorische voorhoorncel, dan overschrijdt de prikkel de grens van het centrale zenuwstelsel naar het perifere zenuwstelsel. De zenuwbaan waarlangs de prikkel zich voortzet is de radix ventralis ofwel de voorste zenuwwortel. Hierin bevinden zich motorische zenuwvezels.

In de achterhoorn van het ruggenmerg vindt prikkeloverdracht plaats van de periferie naar het centrale zenuwstelsel. Het laatste stukje zenuwbaan waarlangs de prikkel zich 'voortbeweegt' is de radix dorsalis ofwel de achterste zenuwwortel. Hierin bevinden zich sensibele zenuwvezels.

Beide zenuwwortels bevinden zich in het wervelkanaal. Ongeveer ter plaatse van het foramen intervertebrale komen beide radices (wortels) bij elkaar en worden samengevoegd tot één spinale zenuw. Hierin bevinden zich zowel motorische als sensibele zenuwvezels. Vaak wordt – eigenlijk ten onrechte – de spinale zenuw de 'zenuwwortel' genoemd. Als men spreekt over wortelcompressie ter plaatse van het foramen intervertebrale dan bedoelt men meestal compressie van de *spinale zenuw* en niet van de radix ventralis of dorsalis; het gevolg van 'wortelcompressie' kan dus een combinatie van motorische en sensibele uitval zijn.

Ramus ventralis en ramus dorsalis

Buiten het foramen intervertebrale splitst de spinale zenuw zich in een ramus (niet radix) ventralis en ramus dorsalis. Beide bevatten zowel sensibele als motorische zenuwvezels. De ramus dorsalis gaat naar de rugzijde

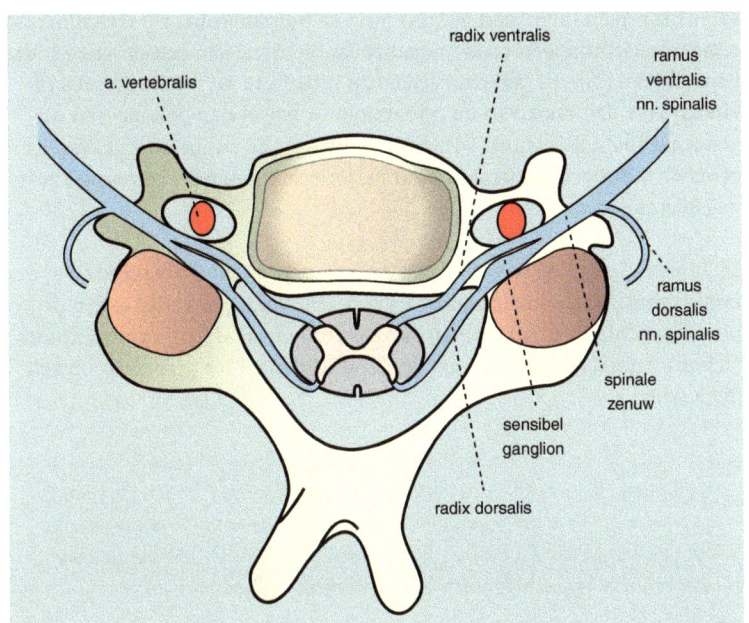

Figuur 0-13
Ramus ventralis en ramus dorsalis.

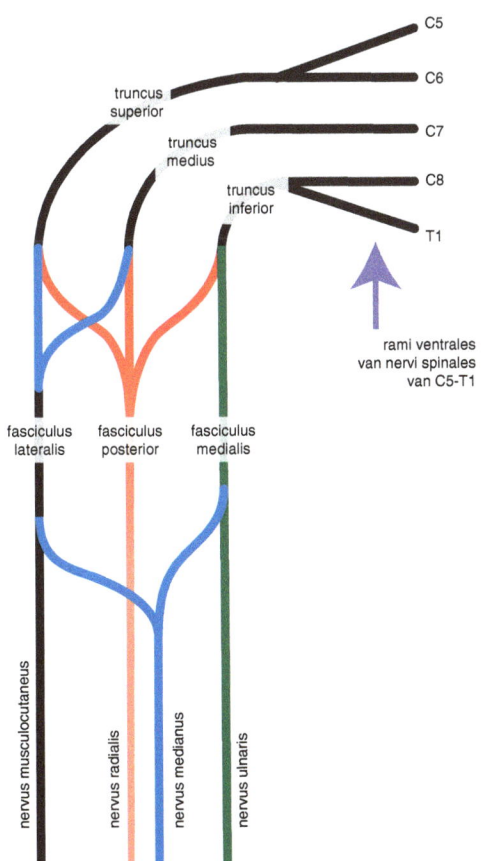

Figuur 0-14
Verder naar distaal, in de plexus brachialis, hergroeperen de vele axonen van de spinale zenuw zich tot trunci, fasciculi en nog verder naar distaal tot perifere zenuwen.

van de romp en innerveert daarbij huid en musculatuur. De verschillende segmenten overlappen elkaar nogal zodat bij uitval van een spinale zenuw nauwelijks klinische verschijnselen van uitval van de ramus dorsalis te vinden zijn. Dit takje van de spinale zenuw wordt dan ook meestal niet genoemd in de literatuur. Uitzondering vormt de ramus dorsalis van C1 ofwel de n. suboccipitalis, een puur motorische zenuw die een aantal korte nekspieren innerveert.

De innervatie van de bovenste extremiteit wordt geheel verzorgd door de rami *ventrales* van spinale zenuw C5 t/m Th1. Verder naar distaal, in de plexus brachialis, hergroeperen de vele axonen van de vijf rami ventrales zich tot trunci, fasciculi en nog verder naar distaal tot perifere zenuwen *(figuur 0-14)*.

> De spinale zenuw van C1 bevindt zich tussen de schedel en C1. De spinale zenuwen van C1 t/m C7 bevinden zich alle *boven* de betreffende wervel. De spinale zenuw van C8 bevindt zich tussen C7 en Th1. De spinale zenuwen van Th1 t/m L5 bevinden zich alle *onder* de betreffende wervel.

Literatuur

1 Moskovich, R. State pf the art reviews. Spine. 1994 8(3), 531-49.
2 Groen GJ, Baljet B, Drukker J. Nerves and nerve plexuses of the human vertebral column. Am J Anat. 1990 Jul;188(3):282-96.
3 Uhlig Y, Weber BR, Grob D, Müntener M. Fiber composition and fiber transformations in neck muscles of patients with dysfunction of the cervical spine. J Orthop Res. 1995 Mar;13(2):240-9.
4 Gubin AV, Ulrich EV, Taschilkin AI, Yalfimov AN. Etiology of child acute stiff neck. Spine (Phila Pa 1976). 2009 Aug 15;34(18):1906-9.
5 Lohman AHM. Vorm en Beweging. Negende druk. Houten, Diegem: Bohn Stafleu van Loghum, 2000. blz. 378.
6 Penning L, Wilmink JT. Rotation of the cervical spine. A CT study in normal subjects. Spine (Phila Pa 1976). 1987 Oct;12(8):732-8.
7 Buetti-Bauml C. Functionelle Röntgendiagnostik der Halswirbelsäule. Stuttgart: Thieme Verlag, 1954.

1 Hevige pijn en blokkering van de nek bij een 10-jarige jongen

Koos van Nugteren

Tijdens een vakantie in Zwitserland sliep een 10-jarige jongen samen met zijn ouders in een tent. Hij lag daarbij op een hard matrasje en zonder kussen. Toen hij 's morgens wakker werd had hij linkszijdige nekpijn die in enkele uren toenam tot bijna ondraaglijke pijn. De dag ervoor was hij weliswaar van een schommel gevallen maar toen hij de vorige avond ging slapen had hij nog nergens last van. Het was dus onduidelijk of dit 'schommelongeval' er iets mee te maken had.

Status praesens

Er is sprake van hevige pijn aan de linkerzijde van de nek. De patiënt wil vanwege de pijn niet zitten of opstaan omdat de pijn dan ondraaglijk wordt. Er zijn geen neurologische symptomen.

Inspectie

Het hoofd staat geblokkeerd in rechtszijdige rotatie en homolaterale lateroflexie.

Functieonderzoek

Het functieonderzoek is vanwege de pijn onmogelijk uit te voeren.

Palpatie

Ook de palpatie is nauwelijks uit te voeren en levert voor zover palpatie mogelijk is geen bijzonderheden op.

Interpretatie

Een acute en pijnlijke torticollis is een vrij veelvoorkomende aandoening bij kinderen.[1] Gewoonlijk betreft het kinderen tussen vijf en veertien jaar[2] met, in uitzonderlijke gevallen, uitschieters tot twee jaar en achttien jaar.[1] Meestal duurt de hevige pijn één of enkele dagen en neemt daarna snel af. De oorzaak is vaak niet duidelijk. Vermoedelijk heeft het te maken met inklemming van weefsel aan de laterale zijde van een hoog cervicale discus *(zie bespreking)*. Hierdoor kan een lokale pijnlijke zwelling van weefsel en oedeemvorming optreden. Men vermoedt dat een onhandige slaaphouding of een klein nektrauma[1] deze aandoening veroorzaakt.

Diagnose

Acute torticollis vermoedelijk door inklemming van weke delen rond een uncovertebraal gewricht hoog cervicaal.

Therapie

Als patiënten met een dergelijke torticollis naar het ziekenhuis verwezen worden, dan geeft men meestal een halskraag of in ernstiger gevallen cervicale tractie;[1] hierdoor wordt de pijn gewoonlijk minder. Afwachtend beleid heeft meestal hetzelfde effect.

Compressie van de cervicale wervelkolom door het gewicht van het hoofd bij zitten of staan, doet de pijn toenemen. De ouders besluiten hun zoon in de tent te laten liggen, weliswaar op een betere matras en met een – door de buren op de camping – geleverd kussen. Vervoer van de patiënt zal zeker de pijn doen toenemen.

Bijna altijd is de patiënt klachtenvrij binnen één of enkele weken.[1]

Als een patiënt met een acute torticollis zich presenteert met een rotatiestand van de nek en een *heterolaterale* lateroflexie (een cock-robinpositie ofwel sternocleidomastoideushouding) dan dient men voorzichtiger te zijn dan bij de hier beschreven patiënt: een dergelijke hoofdhouding kan wijzen op een atlantoaxiale (sub)luxatie* wat ernstiger is dan de hier beschreven rotatiestand met *homolaterale* lateroflexie. Bij een cock-robinpositie kan immers het ligamentum transversum atlantae gescheurd zijn, wat atlantoaxiale instabiliteit tot gevolg heeft.[3] Het ontstaansmechanisme is bij dergelijke patiënten echter veel duidelijker; normaliter is dan sprake van acute pijn en torticollis na een nektrauma.

Bij verdenking van een atlantoaxiale subluxatie wordt vaak een CT-scan gemaakt. De vraag is of dergelijk beeldvormend onderzoek betrouwbaarder is dan het klinisch beeld; gebleken is namelijk dat een CT-scan ook bij *asymptomatische* personen vaak ten onrechte een 'atlantoaxiale subluxatie' toont.[4] Bovendien is het maken van een CT-scan bij een pijnlijke

---

* *Een andere benaming voor een atlantoaxiale (sub)luxatie is het syndroom van Grisel.*

torticollis vrij lastig omdat de patiënt vaak niet goed kan meewerken tijdens het maken van de opname.[1]

Follow-up

Dezelfde avond begint de pijn te zakken. 's Nachts is de pijn in lig verdwenen en de jongen slaapt goed. De daaropvolgende dagen verdwijnen de pijn en de rotatiestand geleidelijk. Na vier dagen wandelt de patiënt weer zonder problemen de hele dag door het berggebied.

Bespreking

Een acute scheefhals bij kinderen is een veel beschreven fenomeen dat vaak in de medische literatuur werd (en wordt) geassocieerd met een atlantoaxiale (sub)luxatie.[2] Het vermoeden bestaat dat een atlantoaxiale (sub)luxatie bij kinderen 'overgediagnosticeerd' wordt[4] en meestal door iets anders wordt veroorzaakt.

Recent nauwkeurig beeldvormend onderzoek bij patiënten met een *spontane* acute scheefhals toont nu meestal een normaal beeld voor wat betreft het atlantoaxiale gewricht.[1,2] Wel wordt op MRI-opnamen een ander fenomeen aangetroffen: recent onderzoek bij tien jeugdige patiënten met een spontane torticollis toonde bij allen duidelijk verschijnselen van weefselzwelling met oedeem lateraal van de discus C2-C3 of C3-C4. Dit fenomeen bevond zich consequent rond het (zich vormende) uncoverte-

MRI

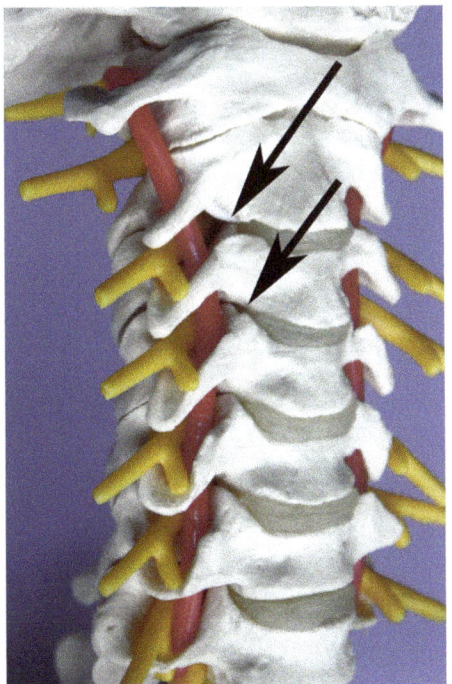

Figuur 1-1
Onderzoek bij tien jeugdige patiënten met een spontane torticollis toonde bij allen op de MRI-opnamen duidelijk verschijnselen van weefselzwelling met oedeem lateraal van de discus C2-C3 of C3-C4 (pijlen).

brale gewricht en altijd aan de zijde waar de patiënt pijn had. De rotatie en lateroflexie van de nek waren van de pijn af. Herhaling van het MRI-onderzoek enkele weken later, nadat de klachten verdwenen waren, toonde aan dat de verschijnselen van weefselzwelling met oedeem op de MRI-opnamen eveneens waren verdwenen.

Men vermoedt nu dat, bij een spontane acute torticollis, gevasculariseerd weefsel ingeklemd wordt in het uncovertebrale gewricht waardoor oedeemvorming optreedt met pijn ten gevolge van de lokale zwelling. De inklemming wordt daarbij vermoedelijk veroorzaakt door een hoofdbeweging, een gering trauma of door een langdurige gekromde cervicale wervelkolom tijdens diepe slaap. Het rijk geïnnerveerde ligamentum longitudinale posterius wordt hierbij zodanig geïrriteerd dat de patiënt het hoofd in een antalgische positie fixeert.

Literatuur

1 Maheshwaran S, Sgouros S, Jeyapalan K, Chapman S, Chandy J, Flint G. Imaging of childhood torticollis due to atlanto-axial rotatory fixation. Childs Nerv Syst. 1995 Dec;11(12):667-71.
2 Mönckeberg JE, Tomé CV, Matías A, Alonso A, Vásquez J, Zubieta JL. CT scan study of atlantoaxial rotatory mobility in asymptomatic adult subjects: a basis for better understanding C1-C2 rotatory fixation and subluxation. Spine (Phila Pa 1976). 2009 May 20;34(12):1292-5.
3 Gubin AV, Ulrich EV, Taschilkin AI, Yalfimov AN. Etiology of child acute stiff neck. Spine (Phila Pa 1976). 2009 Aug 15;34(18):1906-9.
4 Hicazi A, Acaroglu E, Alanay A, Yazici M, Surat A. Atlantoaxial rotatory fixation-subluxation revisited: a computed tomographic analysis of acute torticollis in pediatric patients. Spine (Phila Pa 1976). 2002 Dec 15;27(24):2771-5.

2 Nekpijn met bewegingsbeperkingen, plotseling ontstaan tijdens een partijtje badminton bij een 21-jarige thuiszorgmedewerkster

Koos van Nugteren

Een 21-jarige vrouw werkte fulltime in de thuiszorg. Na een zware dag werken ging zij met haar vriendinnen nog een partijtje badminton spelen in de plaatselijke sporthal. Tijdens een felle smash voelde zij een lichte pijnscheut in de nek. Zij had het gevoel dat er iets in haar nek verschoof. Zij speelde in eerste instantie gewoon door totdat ze naar links omkeek; dit gaf een felle pijnscheut, wat het naar links draaien van het hoofd onmogelijk maakte.

Toen zij de volgende ochtend nog steeds haar hoofd niet kon draaien, besloot zij een fysiotherapeut te raadplegen (KVN).

Status praesens

Patiënte heeft in rust geen pijn. Pijn ontstaat bij een geringe rotatie van het hoofd naar links.

Inspectie

Het hoofd staat in lichte rechtsrotatie, rechtslateroflexie en flexie.

Functieonderzoek

– Pijnlijk beperkte extensie.
– Pijnlijk beperkte linksrotatie. Deze is slechts 20° mogelijk.
– Linkslateroflexie is onmogelijk: een poging hiertoe provoceert direct pijn.
– Flexie is nagenoeg pijnloos en volledig mogelijk.
– Er zijn geen neurologische symptomen.

De leeftijd, het verhaal van patiënte en het functieonderzoek wijzen alle op een klein intern discusletsel. Vooral de gevonden bewegingsbeperkingen (een *gelijkzijdige* rotatie- en lateroflexiebeperking) zijn van belang om

Interpretatie

deze diagnose te kunnen stellen. Meestal betreft het een letsel aan de dorsolaterale zijde van een cervicale discus. De nucleus pulposus dringt door in het annulaire weefsel; aan de dorsale zijde wordt dit deel van de discus rijk geïnnerveerd zodat bij protrusie of prolaps onmiddellijk pijn wordt gevoeld. Zo'n waarschuwing is nodig om een dreigende discusprolaps in de richting van het ruggenmerg te voorkomen.

Diagnose

Acuut intern cervicaal discusletsel.

Therapie

In het algemeen lost het probleem zich vanzelf op in één tot enkele weken, afhankelijk van de ernst. De ervaring leert dat door rustige tractie van de cervicale wervelkolom de mobiliteit kan verbeteren en de pijn vaak snel minder wordt. In veel gevallen is deze verbetering slechts tijdelijk. Voor echt herstel van het letsel is tijd nodig; tijdens de wondgenezing wordt nieuw weefsel aangemaakt. Omdat dit nieuwgevormde weefsel histologisch verschilt van het oorspronkelijke discusweefsel, spreekt men van een *reparatieproces* en niet van een regeneratieproces. Het nieuw gevormde littekenweefsel is iets zwakker dan het oorspronkelijke discusmateriaal; de kans op een recidief wordt hierdoor groter.

De hier beschreven patiënte krijgt eenmalig een behandeling met voorzichtige manuele tracties in ruglig; de mate van linksrotatie is daarna toegenomen van 20° tot circa 60°.

Follow-up De dagen daarna verminderen de klachten. Links over de schouder kijken blijft nog een week lastig. Vooral tijdens autorijden levert dat problemen op. Na twee weken is zij volledig klachtenvrij.

> Nota bene: tractie mag men alleen toepassen als men er zeker van is dat er geen atlantoaxiaal letsel bestaat. Bij twijfel dient men dan ook tractie achterwege te laten.
> Een scheefstand van het hoofd waarbij het hoofd in rotatiestand en *tegengesteld* in lateroflexie staat noemt men een cock-robinpositie (roodborstje); dit suggereert een atlantoaxiale subluxatie en moet specialistisch worden behandeld. Een dergelijke (sub)luxatie ontstaat gewoonlijk traumatisch.

Bespreking

Eigenlijk is deze aandoening de 'nekvariant' van de acute lumbale spitaanval waarbij een intern discusletsel ter hoogte van de lumbale wervelkolom optreedt. Een dergelijke 'spitaanval' in de nek noemt men ook wel een 'acute stijve nek'. Het interne discusletsel moet men beschouwen als een kleine verse wond binnen de discus. Een onbewuste reactie van musculatuur rondom de nek zorgt ervoor dat iedere beweging die de wond belast wordt voorkomen. Hierdoor wordt draaien en lateroflecteren van het hoofd in de richting van de pijn onmogelijk. Kenmerkend is een lichte scheefstand van het hoofd van de pijn af, of een rotatie- en lateroflexiebeperking naar de pijn toe. Beeldvorming met röntgenfoto's of MRI heeft weinig zin omdat intern discusletsel – met een intacte discuswand – met hulp van deze beeldvorming niet kan worden gedetecteerd.

Beeldvormende opnamen

Beeldvormende opnamen van de cervicale wervelkolom tonen, vooral bij oudere personen, vaak *degeneratieve* verschijnselen, zoals discusversmalling, facetartrose en osteofytvorming met stenose van het foramen intervertebrale of wervelkanaal. Toch heeft beeldvorming, ook bij ouderen, niet zo veel zin; de waargenomen degeneratie wordt namelijk even vaak aangetroffen bij symptomatische als bij asymptomatische personen. Pas als sprake is van een discus waarbij de buitenwand uitpuilt – een prolaps – dan kan dit met de hulp van MRI worden aangetoond. Men vermoedt dat er dan een relatie bestaat tussen de waargenomen prolaps en de nekpijn.[1]

Preventie

Hoewel het behandelen van de 'acute stijve nek' weinig of geen tijdwinst oplevert, kan men wel iets doen ter preventie van een recidief. Preventie is vooral gericht op houdingsinstructies:
– Voorkom het langdurig naar beneden kijken zoals het lezen van een boek dat plat op tafel ligt (*figuur 2-1*), handwerken in de verkeerde houding, langdurig staan achter een aanrecht of het doen van werkzaamheden boven een werkbank en dergelijke. De cervicale wervelkolom wordt hierbij langdurig vrij zwaar belast omdat het zwaartepunt van het hoofd zich anterieur van de wervelkolom bevindt.
– Gebruik bij langdurig lezen of schrijven een standaard of lessenaar (*figuur 2-2*). Een andere mogelijkheid is om tijdens het lezen het hoofd te ondersteunen met de handen (*figuur 2-3*).
– Plaats het beeldscherm van de computer op voldoende hoogte. De richtlijn is: de bovenrand van het beeldscherm bevindt zich op ooghoogte wanneer men rechtop zit.
– Veel patiënten vinden het prettig om tijdens bezigheden met het hoofd voorovergebogen *tijdelijk* een stevige halskraag te gebruiken.

Figuur 2-1
Voorkom het langdurig naar beneden kijken zoals het lezen van een boek dat plat op tafel ligt. De cervicale wervelkolom wordt hierbij langdurig vrij zwaar belast omdat het zwaartepunt van het hoofd zich anterieur van de cervicale wervelkolom bevindt.

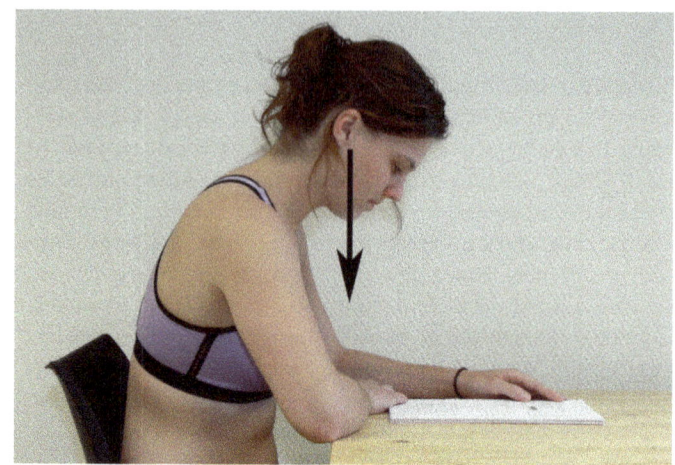

Figuur 2-2
Gebruik bij langdurig lezen of schrijven een standaard of lessenaar. Het zwaartepunt van het hoofd bevindt zich nu minder ver naar voren.

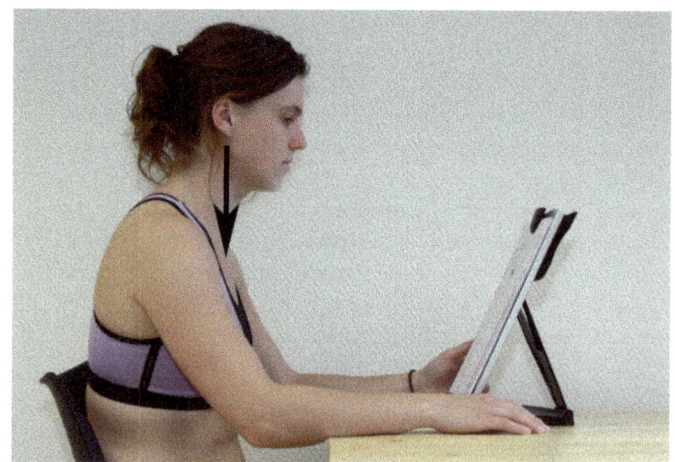

Figuur 2-3
Een andere mogelijkheid is om tijdens het lezen het hoofd te ondersteunen met de handen.

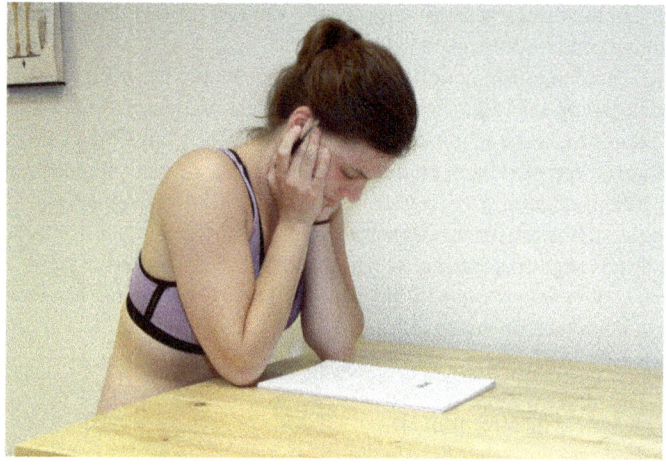

- Verander regelmatig van houding.
- Een actief leven is veel beter dan een passief leven met weinig lichaamsbeweging.

Literatuur

1 Siivola SM, Levoska S, Tervonen O, Ilkko E, Vanharanta H, Keinänen-Kiukaanniemi S. MRI changes of cervical spine in asymptomatic and symptomatic young adults. Eur Spine J. 2002 Aug;11(4):358-63.

3 Een 23-jarige studente met houdingsgebonden unilaterale hoofd- en nekpijn

Pat Wyffels

Een 23-jarige veel te zware studente kwam voor een herhalingsvoorschrift van de pil. De laatste maand had zij toenemend last van hoofdpijn en in lichtere mate ook nekpijn. Zij lokaliseerde de pijn ter hoogte van de rechter gelaatshelft, van frontaal over de rechter orbita (oogkas) naar occipitaal. Alleen wanneer zij lag had ze geen pijn. Tegen het einde van de dag was er ook sprake van een klemmend bandgevoel om haar gehele hoofd. Volgens patiënte was het zeker geen migraine, want dat kende zij helaas maar al te goed: een migraineaanval duurde enkele dagen en was veel heviger. Ook moest ze daarbij overgeven. Migraine kwam in haar familie veel voor: vader, broer, oom en grootvader hadden er allen veel last van.

Bij het uitdiepen van de anamnese bleek dat patiënte vijf weken geleden begonnen was met haar studie. Zelf had zij echter geen verband opgemerkt tussen studeren en hoofdpijn. Wanneer zij studeerde zat zij vooral met haar hoofd voorover gebogen. Patiënte was altijd heel gespannen in examenperiodes, maar voelde zich absoluut nooit depressief.

Er was een voorgeschiedenis van cervicale discogene pathologie – jaren geleden had zij acute nekstijfheid met een dwangstand van het hoofd – maar volgens patiënte leken de actuele klachten in het geheel niet op de nekklachten die zij destijds had.

Interpretatie

Deze anamnese doet in eerste instantie denken aan combinatiehoofdpijn: een houdingsgebonden component – omdat de hoofdpijn tegelijk met de studie is begonnen – en een spanningscomponent. Houdingsgebonden hoofdpijn wordt vaak goed omschreven aangegeven en kan zeker ook halfzijdige hoofd- én nekpijn veroorzaken, zoals bij deze patiënte. Spanningshoofdpijn wordt zelden duidelijk omschreven, maar veel patiënten melden een klemmend bandgevoel of een drukkend gevoel rondom het hoofd.

Het addendum volgend op deze casus gaat dieper in op de meest voorkomende vormen van hoofdpijn.

Inspectie

Er bestaat een opvallende anteropositiestand van het hoofd. Verder zijn er geen bijzonderheden.

Palpatie

Geen bijzonderheden.

Functieonderzoek

- Actieve flexie is pijnlijk, evenals lateraalflexie naar links.
- Weerstand extensie en weerstand lateraalflexie naar rechts zijn gevoelig.
- Verder geen bijzonderheden. Ook het neurologisch onderzoek is negatief.

Specifieke palpatie

Specifieke palpatie toont een extreem drukpijnlijke zone ter hoogte van de aanhechting van de paravertebrale nekmusculatuur aan de linea nuchae rechts. Ook de aanhechting van de m. levator scapulae aan de angulus superior scapulae is zeer drukpijnlijk.

Interpretatie De patiëntengeschiedenis (begin van de pijn toen patiënte lang in dezelfde houding begon te studeren), de voorgeschiedenis van nekklachten, de huidige nekpijn, de weerstandspijn en de specifieke palpatiepijn zijn alle kenmerkend voor een cervicaal houdingssyndroom.

Het cervicalehoudingssyndroom is een veelvoorkomend overbelastingssyndroom. De overbelasting ontstaat doordat, meestal in zit tijdens lezen, het zwaartepunt van het hoofd zich langdurig te ver vóór de cervicale wervelkolom bevindt waardoor de dorsale nekspieren, de discus en de wervelgewrichten te zwaar belast worden (*figuur 2-1*). Het cervicalehoudingssyndroom dient snel causaal behandeld te worden, omdat in veel gevallen uiteindelijk symptomatische discusdegeneratie optreedt, die vaak veel moeilijker te behandelen is.

Diagnose

Cervicaal houdingssyndroom.

Therapie

Patiënte werd geadviseerd zo veel mogelijk haar werkhouding te variëren, haar werkvlak schuin af te stellen, en af en toe te studeren in een min of meer achteroverliggende houding, zodat de *ventrale* nekspieren voorkomen dat het hoofd naar achteren valt en de *dorsale* nekspieren kunnen ontspannen (figuur 3-1). Patiënte schafte zich een opzetstuk voor haar bureau aan. Verder adviseerde ik haar om elk uur enkele minuten een aantal oefeningen te doen, zoals rondzwaaien met de armen, rollende bewegingen maken met de schouders en romprotaties uitvoeren.

Voor de hevigste pijn werd een NSAID voorgeschreven, tweemaal daags, ook in te nemen wanneer zij geen pijn had. Als de pijn toch nog zou opkomen moest zij direct en maximaal viermaal per dag 750 mg paracetamol innemen (patiënte weegt 105 kg, vandaar de anderhalve dosis).

Van een bezoek aan de fysiotherapeut/kinesist wordt voorlopig afgezien omdat patiënte daarvoor op dit moment geen tijd heeft.

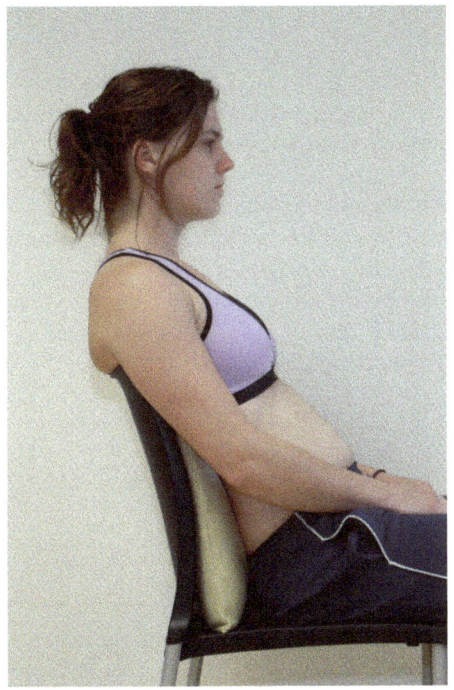

Figuur 3-1
Patiënte wordt geadviseerd om af en toe te studeren in een min of meer achteroverliggende houding zodat de dorsale nekspieren kunnen ontspannen.

Follow-up

Na enkele dagen is de pijn zo goed als verdwenen. Er bestaat alleen nog een vage bandachtig drukkende pijn bilateraal en frontaal, tegen het einde van de dag. Dit wordt vooral als spanningshoofdpijn geïnterpreteerd en er wordt geen specifieke therapie voor ingesteld omdat deze pijn patiënte nauwelijks stoort.

Ook wanneer na veertien dagen de medicatie wordt gestopt blijft de pijn weg. Patiënte heeft zich intussen aangewend om de houdingsadviezen in praktijk te brengen, wat haar uitstekend afgaat.

Bespreking

Het cervicaal houdingssyndroom wordt meestal geassocieerd met langdurige statische houdingen tijdens werkzaamheden, studie of hobby.[1] Dit betekent dat patiënten zich niet voldoende bewust zijn van wat de juiste werkhouding is.[2] Mogelijk is daarbij ook spierkracht en/of spieruithoudingsvermogen onvoldoende of in disbalans[3] hoewel onderzoek dit niet duidelijk kan aantonen.[1] Aangezien de mobiliteit bij houdingsgerelateerde nekpijn gewoonlijk niet is verstoord, worden mobiliserende oefeningen of manipulaties niet aangeraden. De behandeling is dus, net als bij bovengenoemde patiënte, vooral gericht op het geven van ergonomische adviezen en het activeren van de patiënt.

Literatuur

1 Edmondston S, Björnsdóttir G, Pálsson T, Solgård H, Ussing K, Allison G. Endurance and fatigue characteristics of the neck flexor and extensor muscles during isometric tests in patients with postural neck pain. Man Ther. 2011 Jan 19.
2 Edmondston SJ, Wallumrød ME, Macléid F, Kvamme LS, Joebges S, Brabham GC. Reliability of isometric muscle endurance tests in subjects with postural neck pain. J Manipulative Physiol Ther. 2008 Jun;31(5):348-54.
3 Barton PM, Hayes KC. Neck flexor muscle strength, efficiency, and relaxation times in normal subjects and subjects with unilateral neck pain and headache. Arch Phys Med Rehabil. 1996 Jul;77(7):680-7.

3a Hoofdpijn

Koos van Nugteren

Ongeveer de helft van de wereldbevolking heeft wel eens hoofdpijn. De twee bekendste en meest voorkomende vormen van hoofdpijn zijn migraine en spanningshoofdpijn. Er bestaan echter nog meer dan honderd andere vormen van hoofdpijn; zelden is de exacte oorzaak ervan bekend. Men bepaalt het type hoofdpijn meestal op grond van symptomatologie en niet op grond van beeldvorming, bloedonderzoek of histologie.

Het differentiëren van de verschillende vormen van hoofdpijn is lastig omdat veel symptomen bij verschillende vormen van hoofdpijn met elkaar overeenkomen. Verder behoeven ook niet alle beschreven symptomen aanwezig te zijn bij een bepaald type hoofdpijn. Dit maakt het lastig om ernstige pathologie te onderscheiden van veelvoorkomende, relatief onschuldige vormen van hoofdpijn.

Bijlage V van dit boek bevat een vragenlijst die men de patiënt kan laten invullen. Analyse van de antwoorden kan meehelpen het type hoofdpijn te bepalen dat de patiënt heeft.

Classificatie*

Hoofdpijn wordt ingedeeld in drie subgroepen:
- Primaire hoofdpijn: de oorzaak is onbekend.
- Secundaire hoofdpijn: de hoofdpijn is het gevolg van een bekende oorzaak.
- Een aparte groep met neuralgieën, gezichtspijn en overige hoofdpijnen.

Groep I: Primaire hoofdpijn.
1 Migraine.
2 Spanningshoofdpijn.
3 Clusterhoofdpijn en andere autonome trigeminushoofdpijnen.
4 Overige aandoeningen.

---

* *The International Classification of Headache Disorders, second edition* (IHS Classification ICHD-II), 2004.

Groep II: Secundaire hoofdpijn.
5 Hoofdpijn als gevolg van een hoofd- en/of nektrauma.
6 Hoofdpijn als gevolg van vaatafwijkingen in nek en/of hoofd.
7 Hoofdpijn door een niet-vasculaire en niet-infectieus intracranieel probleem zoals een hoge cerebrospinale druk, een inflammatie, een ruimte-innemend proces, een injectie en dergelijke.
8 Hoofdpijn als gevolg van het gebruik van medicatie of andere middelen, of juist het stoppen van het gebruik van deze middelen.
9 Hoofdpijn ten gevolge van een infectie.
10 Hoofdpijn ten gevolge van verstoring van de homeostasis, bijvoorbeeld door orgaanafwijkingen met verstoring van het bloedbeeld.
11 Hoofdpijn door pathologie van hoofd, nek, ogen, oren, neus, sinusholtes, tanden, mond en andere structuren aan het gezicht of de nek.
12 Hoofdpijn door een psychiatrische aandoening.

Groep III: Neuralgieën, gezichtspijn en centraal neurologische oorzaken en overige aandoeningen.
13 Neuralgieën, gezichtspijn en centraal neurologische oorzaken.
14 Overige aandoeningen.

Binnen bovenstaande subgroepen kan onderscheid worden gemaakt tussen chronische hoofdpijn en episodische hoofdpijn.

Chronisch of episodisch

De term chronisch is vrij verwarrend in geval van hoofdpijnklachten. Chronische pijn betekent gewoonlijk een periode van pijn die onafgebroken meer dan drie maanden duurt. Voor de *secundaire* hoofdpijn (groep II) geldt deze regel, echter voor de primaire hoofdpijn zoals migraine en spanningshoofdpijn geldt een andere regel: voor deze vormen van hoofdpijn wordt de term chronisch gebruikt als de patiënt in een periode van drie maanden meer dan de helft van de dagen hoofdpijn heeft gehad.

Rode vlaggen

In de volgende gevallen dient men extra alert te zijn en de patiënt nader te onderzoeken, bijvoorbeeld door middel van beeldvormend onderzoek:
– Er is sprake van een *eerste* episode van hoofdpijn bij een persoon ouder dan 50 jaar. Of: er is sprake van een '*nieuwe*' vorm van hoofdpijn bij iemand ouder dan 50 jaar.
– Temporale pijn: dit kan wijzen op een arteritis temporalis. Dergelijke pathologie kan blindheid veroorzaken. Men moet extra alert zijn als de arteria temporalis niet palpabel is (en aan de asymptomatische zijde wel) of bij palpatie hard aanvoelt. Vooral bij patiënten met spierreuma komt deze complicatie voor.
– Acuut ontstane hoofdpijn: de patiënt voelt bijvoorbeeld tijdens niezen of persen iets knappen in het hoofd en er ontstaat direct hoofdpijn: dit kan wijzen op een intracraniële bloeding.
– Koorts: onder andere kan sprake zijn van meningitis.
– Hoofdpijn bij patiënten met kanker of bij patiënten die hiv-positief zijn.
– Epileptische insulten.

– Duidelijke neurologische afwijkingen.

Beeldvormend onderzoek betreft in veel gevallen MRI omdat hiermee de weke delen binnen de schedel goed zichtbaar zijn en er bovendien geen schadelijke straling wordt gebruikt.

In dit hoofdstuk worden de vijf meest voorkomende vormen van hoofdpijn beschreven, te weten:
- spanningshoofdpijn (48% van alle vormen van hoofdpijn);
- migraine (11%);
- cervicogene hoofdpijn;
- hoofdpijn door medicijnen;
- clusterhoofdpijn.

Spanningshoofdpijn

Spanningshoofdpijn of spierspanningshoofdpijn is de meest voorkomende vorm van hoofdpijn. Ongeveer de helft van de wereldbevolking heeft ooit in zijn leven deze vorm van hoofdpijn. De maatschappelijke impact is dan ook groot. Ondanks dit wordt er betrekkelijk weinig onderzoek gedaan naar de oorzaak en behandeling ervan. Men vermoedt een verband met een verhoogde spierspanning in de suboccipitale nekmusculatuur.* Vooral bij personen met een anteropositie van het hoofd moet deze musculatuur krachtig aanspannen om het hoofd opgetild te houden. Of het verband oorzakelijk is, is echter niet bewezen.

Fysiek actieve personen lopen minder risico dit type hoofdpijn te krijgen.[1]

Men maakt onder andere onderscheid tussen:
- Chronische spanningshoofdpijn: meer dan 15 dagen per maand bestaat er hoofdpijn.
- Episodische spanningshoofdpijn: patiënt heeft minstens 10 episoden van hoofdpijn gehad. Er bestaat minimaal 1 dag per maand hoofdpijn en maximaal 15 dagen.

Symptomatologie

De diagnose 'spanningshoofdpijn' wordt gesteld als sprake is van de volgende symptomen:[2]
- De hoofdpijn heeft minstens twee van de volgende vier kenmerken:
  • De pijn is bilateraal.
  • De pijn is mild tot matig.
  • Er is sprake van continue hoofdpijn (niet kloppend) en de patiënt ervaart bandgevoelens of druk op het hoofd.

---

* Met suboccipitale nekmusculatuur worden de spieren bedoeld die extensie bewerkstelligen tussen atlas en schedel; de m. rectus capitis posterior minor en major en de m. obliquus capitis superior.

- De pijn wordt niet erger door fysieke activiteit.*
- Er is lichte misselijkheid, ofwel men vermijdt lichtprikkels ofwel men vermijdt geluidsprikkels. Meer dan één van deze kenmerken past *niet* bij spanningshoofdpijn. Afwezigheid van al deze eigenschappen is wel mogelijk bij spanningshoofdpijn.
- Er is géén matige tot ernstige misselijkheid of overgeven.

In het geval van chronische spanningshoofdpijn is vaak sprake van anteropositie van het hoofd. De mate van anteropositie kan men bepalen door het meten van de zogeheten craniovertebrale hoek (*figuur 3a-1*). Deze hoek is, in zit, meestal groter dan of gelijk aan 51°. Bij patiënten met spanningshoofdpijn bedraagt deze hoek in zit gemiddeld 45°. In stand is de craniovertebrale hoek, zowel bij patiënten als bij asymptomatische personen gewoonlijk drie graden groter.

Vaak wordt bij palpatie van suboccipitale nekmusculatuur (*figuur 3a-2*) gedurende tien seconden, herkenbare hoofdpijn geprovoceerd. Dergelijke plekken binnen de spier worden ook wel 'trigger points' genoemd. Zij worden vaker gevonden bij personen met een anteropositie van het hoofd.[3]

Hoewel activiteit de hoofdpijn niet verergert, zijn deze hoofdpijnpatiënten fysiek vaak minder actief dan personen zonder hoofdpijn.[1]

Nota bene: als de patiënt veel medicatie gebruikt dan dient men differentiaaldiagnostisch rekening te houden met hoofdpijn door frequent medicijngebruik. Stopzetten van het medicijngebruik gedurende minstens twee maanden is nodig om deze aandoening uit te sluiten of te bevestigen.

Therapie

Aangezien er op een of andere manier een relatie bestaat tussen de nek en spanningshoofdpijn, is het verstandig oefeningen te geven die gericht zijn op normalisering van kracht, mobiliteit en houding. Mogelijkheden hiervoor zijn:
- Houdingsinstructies gericht op het voorkómen van een voorwaartse positie van het hoofd.
- Actief uitgevoerde oefening die anteropositie van het hoofd tegengaat (*figuur 3a-3*).
- Weerstandsoefeningen die anteropositie van het hoofd tegengaan; hiervoor wordt een elastische band gebruikt[4] (*figuur 3a-4*).
- Het trainen van de diepe nekflexoren.
- Actieve mobilisaties van de nek in verschillende houdingen.
- In geval van bewegingsarmoede: activeren van de patiënt.

---

* *Spanningshoofdpijn wordt door fysieke activiteit in veel gevallen juist minder (zoals tijdens sporten, in de tuin werken en dergelijke).*

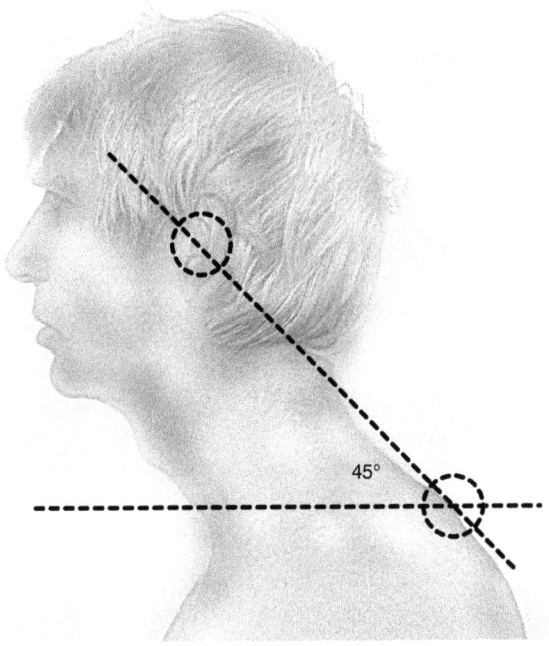

Figuur 3a-1
Deze schets toont een anteropositie van het hoofd: de craniovertebrale hoek bedraagt 45°. De craniovertebrale hoek is de hoek tussen de horizontale lijn door de processus spinosus van C7 (vertebra prominens) en de lijn tussen de tip van de processus spinosus van C7 en het 'oorgat'.

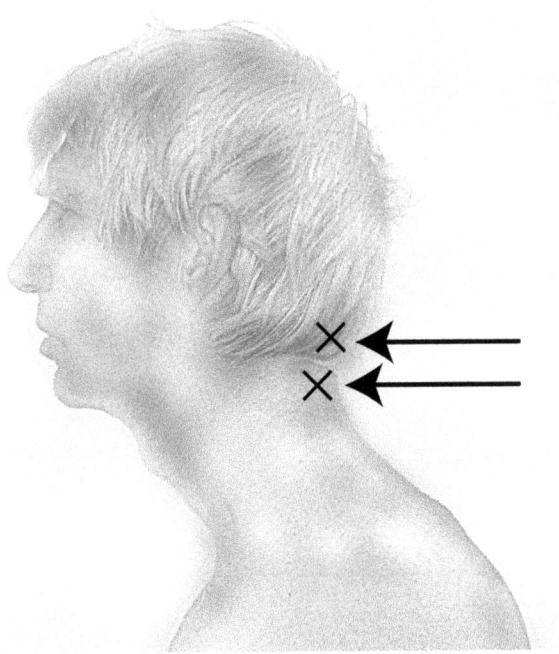

Figuur 3a-2
Locaties waar bij palpatie gemakkelijk herkenbare spanningshoofdpijn kan worden geprovoceerd (naar Fernández-de-las-Peñas et al., 2006).

Van Ettekoven et al.[4] onderzochten het effect van weerstandsoefeningen met elastische band (150 cm lang) op de frequentie, intensiteit en duur van spanningshoofdpijn. De patiënt beweegt hierbij het hoofd van anteropositie naar retropositie, terwijl een latex elastische band weerstand geeft *(zie figuren 3a-4 en 3a-5)*. De patiënt zit hierbij goed rechtop, met een natuurlijke lordose, in een stoel. De mate van weerstand wordt betrekkelijk laag gehouden. Het gaat vooral om een goede controle van de beweging en niet zozeer om spierversterking.

De patiënt maakt gedurende 10-15 minuten rustige op-en-neergaande bewegingen; hierbij wordt gevarieerd in de mate van bewegingsuitslag, mate van weerstand en snelheid van beweging. Thuis oefent de patiënt tweemaal daags gedurende minimaal 10 minuten. Na zes weken oefent de patiënt nog minstens tweemaal per week, afhankelijk van de mate van hoofdpijn.

Resultaat: vooral op lange termijn (zes maanden) had de oefening effect. Meer dan 50% vermindering in de frequentie van spanningshoofdpijn werd bereikt bij 85% van de deelnemers die deze training had gevolgd.

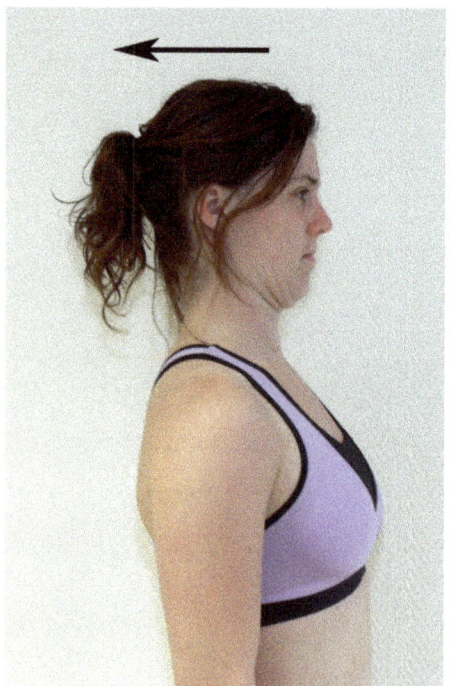

Figuur 3a-3
Actief uitgevoerde oefening die anteropositie van het hoofd tegengaat.

Migraine

Migraine is, evenals spanningshoofdpijn, een primaire vorm van hoofdpijn; de exacte oorzaak is niet bekend. Men maakt onderscheid tussen

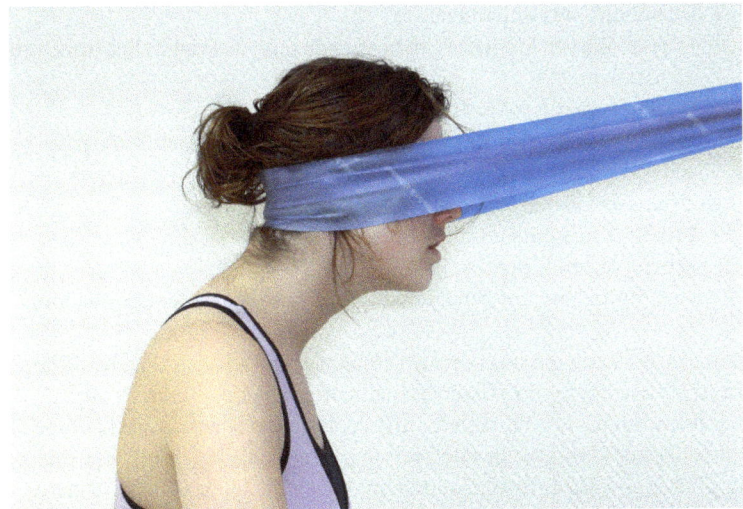

Figuur 3a-4
Beginpositie.

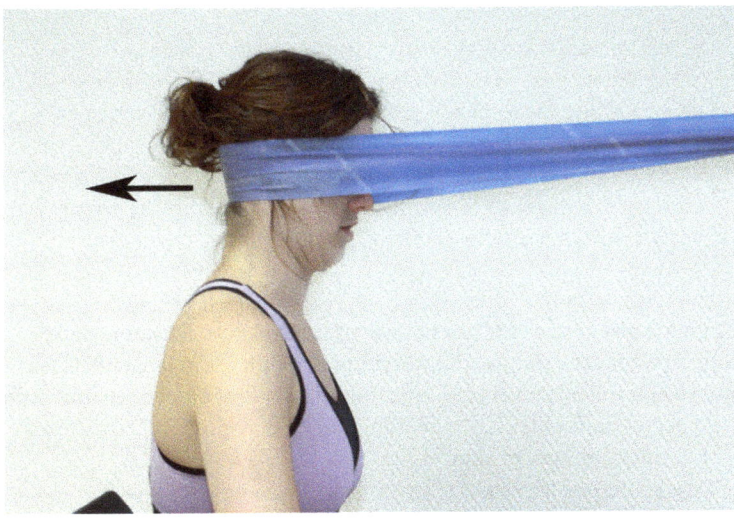

Figuur 3a-5
Eindpositie.

migraine zonder aura en migraine met aura. Auraverschijnselen zijn voorbijgaande neurologische verschijnselen zoals het zien van lichtflitsen, vlekken, gezichtsvelduitval, krachtsverlies, tintelingen, spraakstoornissen en dergelijke.

Migraineuze hoofdpijn is vaak bilateraal bij kinderen en unilateraal bij volwassenen. Pijn wordt meestal frontotemporaal gevoeld.

De diagnose 'migraine zonder aura' komt het meest voor en kan worden gesteld wanneer er ten minste vijf aanvallen van hoofdpijn zijn geweest die voldoen aan de volgende criteria:
– Een onbehandelde hoofdpijnaanval duurt 4-72 uur.
– Minstens twee van de volgende kenmerken zijn aanwezig:

Migraine zonder aura

- De hoofdpijn is unilateraal.
- Er is sprake van kloppende of bonzende pijn, meestal in het ritme van de hartslag.
- De pijn is matig tot hevig.
- De pijn wordt erger bij inspanning of de patiënt vermijdt fysieke activiteit.
– Minstens één van de volgende kenmerken is aanwezig:
  - Patiënt is misselijk en/of moet overgeven.
  - Patiënt vermijdt licht en geluid.
– De hoofdpijn kan niet gerelateerd worden aan een andere aandoening.

Soms is het lastig om migraine te differentiëren van spanningshoofdpijn, vooral als de hoofdpijn bilateraal is en patiënt niet misselijk is. Vaak innemen van pijnmedicatie leidt niet zelden tot een ander type hoofdpijn, namelijk hoofdpijn ten gevolge van frequent medicijngebruik (zie elders in dit hoofdstuk). Zelfs eenvoudige middelen die bij de drogist te krijgen zijn, zoals paracetamol, kunnen dit veroorzaken.

> Recent onderzoek van Asghar et al. (2010)[5] doet vermoeden dat er een relatie bestaat tussen vasodilatatie van bepaalde arteriën binnen de schedel en migraine zonder aura. Zij vonden met behulp van MRI-opnamen vasodilatatie van twee arteriën tijdens aanvallen van migraine zonder aura. Bij eenzijdige hoofdpijn waren de arteriën alleen aan de aangedane zijde gedilateerd. Soortgelijke bevindingen zijn ook eerder vermeld bij doppleronderzoek (van hersenarteriën) bij patiënten tijdens een migraineaanval.[6]

Migraine met aura Migraine met aura wordt beschouwd als een andere aandoening dan de migraine zonder aura. De auraverschijnselen duren niet langer dan een uur en zijn volledig reversibel. Nog tijdens de aura of binnen een uur na de aura begint de hoofdpijn. De hoofdpijn heeft dezelfde kenmerken als die van de migraine zonder aura.

De aura bestaat uit één of meer van onderstaande symptomen:
1. Visuele symptomen zoals het waarnemen van lichtflitsen, punten of lijnen maar er kan ook sprake zijn van gezichtsvelduitval. Visuele afwijkingen komen het meest voor.
2. Sensorische symptomen zoals tintelingen of hyposensibiliteit van de huid.
3. Spraakstoornissen.

Er worden vele subvormen van migraine met aura beschreven; soms wordt de aura gevolgd door een niet-migraineuze hoofdpijn of er is alleen sprake van een aura zonder hoofdpijn. Een andere subvorm betreft de familiaire migraine met reversibele hemiplegiekenmerken; hierbij is sprake van krachtsverlies tijdens de aura.

Verschillende factoren kunnen de migraine verergeren. Genoemd worden psychosociale stress en het gebruik van alcohol. Welke factoren een migraineaanval uitlokken is niet bekend.

Therapie

De behandeling van migraine is in het algemeen medicamenteus. Bekende pijnstillers, te verkrijgen bij de drogist, kunnen helpen om een migraineaanval minder heftig te laten zijn. De patiënt kan hierbij zelf uitproberen welk van de drie alternatieven het best helpt.

Recent literatuuronderzoek[7] toont redelijk goed resultaat van een eenmalige dosis ibuprofen bij acute aanvallen van migraine. Ongeveer de helft van de patiënten ervaart hiervan pijnvermindering. Slechts een kleine minderheid van de patiënten ervaart echter compleet herstel na inname van de ibuprofen. Een dosis van 400 mg blijkt beter te werken dan een dosis van 200 mg. Er worden nauwelijks bijwerkingen van deze therapie gemeld. **Ibuprofen**

Ander literatuuronderzoek[8] toont (eveneens) redelijk goed resultaat van een eenmalige dosis van paracetamol (1000 mg) bij een acute migraineaanval. **Paracetamol**

Ook voor aspirine geldt dat een eenmalige dosis van 1000 mg gunstig effect heeft op de mate van hoofdpijn bij een migraineaanval.[9] Wel worden lichte bijwerkingen vermeld in vergelijking met placebobehandeling. **Aspirine**

Cervicogene hoofdpijn

Cervicogene hoofdpijn is in vergelijking met migraine en spanningshoofdpijn vrij zeldzaam.

Etiologie

Cervicogene hoofdpijn betreft gerefereerde pijn vanuit de nek; in werkelijkheid bestaat er dus geen pathologie in het hoofd zelf.

> Het mechanisme van cervicogene hoofdpijn werkt als volgt:
> De n. trigeminus is een kopzenuw; sensibele takken innerveren een groot deel van het gezicht. De zenuw bestaat, zoals de naam suggereert, uit drie takken; de bovenste tak innerveert de huid van het voorhoofd, het middelste deel innerveert het deel boven de mond en het onderste deel innerveert de kin. Zenuwen die ontspringen vanuit C2 (C1 kent alleen motorische vezels) innerveren eveneens een deel van de hoofdhuid, namelijk het achterhoofd. De innervatiegebieden van de segmentale cervicale zenuwen en van de n. trigeminus overlappen elkaar enigszins.[10] Problemen in het halsgebied kunnen hierdoor pijnreferentie geven in het door het n. trigeminus verzorgde gebied.

Symptomatologie

- Er is sprake van een continue, niet bonzende hoofdpijn.
- In het algemeen kan men stellen dat er aanwijzingen moeten zijn van een nekprobleem, bijvoorbeeld:
  - Er is sprake van nek- en/of armpijn. De hoofdpijn zit hierbij aan dezelfde kant als de nek- en/of armpijn.
  - Er bestaat een bewegingsbeperking in de nek.[11]
  - De flexie-rotatietest (mobiliteit C1-C2) is positief[11] *(figuur 3a-6, 3a-7 en 3a-8)*.
  - De Harristest is positief *(figuur 3a-9 en 3a-10)*.

De flexie-rotatietest

Tijdens de flexie-rotatietest *(figuur 3a-6, 3a-7, en 3a-8)* wordt de mate van atlantoaxiale rotatie beoordeeld. Deze is gemiddeld circa 39° naar beide kanten. Als de rotatiemogelijkheid tijdens de test minder dan 32° is, dan wordt de test als positief beoordeeld en is waarschijnlijk sprake van een cervicogene hoofdpijn. Zowel de sensitiviteit als de specificiteit van de test liggen rond de 90%.[12] De test suggereert een oorzakelijk verband tussen afwijkingen van het atlantoaxiale gewricht en hoofdpijn.[13]

De Harristest[14]

Patiënten met cervicale hoofdpijn hebben meestal vrij zwakke nekflexoren; men meet dit door de liggende patiënt te vragen om de kin in te trekken en het hoofd een klein stukje van de vloer te tillen *(figuur 3a-9 en 3a-10)*. Gezonde personen zijn meestal in staat om het hoofd meer dan 40

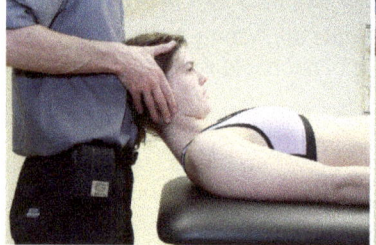
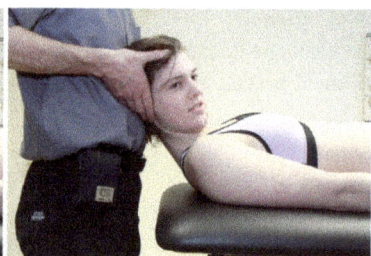
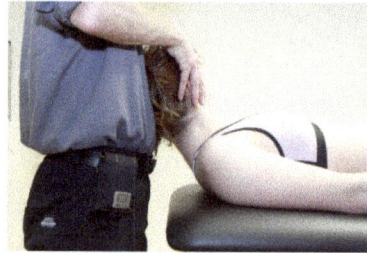

Figuur 3a-6, 3a-7 en 3a-8
De flexie-rotatietest
Uitvoering: de patiënt ligt op de rug op een behandelbank. Het hoofd van de patiënt wordt door de romp van de onderzoeker in flexie gehouden. Vervolgens wordt het hoofd van de patiënt manueel geroteerd in beide richtingen. In deze houding vindt vrijwel uitsluitend rotatie plaats in het atlantoaxiale gewricht.

seconden op te tillen. Patiënten met cervicogene hoofdpijn kunnen dit meestal ongeveer 20 seconden of minder.

Therapie

Bij nekpijn met of zonder hoofdpijn dient de therapie te bestaan uit een combinatie van mobiliseren, een actief oefenprogramma en houdingsinstructies. De combinatie is essentieel: alleen mobiliseren (of manipuleren) blijkt niet te werken.

Het maakt voor het resultaat geen verschil of het mobiliseren op de klassieke manier of manipulatief wordt toegepast.[15]

Therapie bij cervicogene hoofdpijn bestaat dan ook uit:
- Geruststellen van de patiënt.

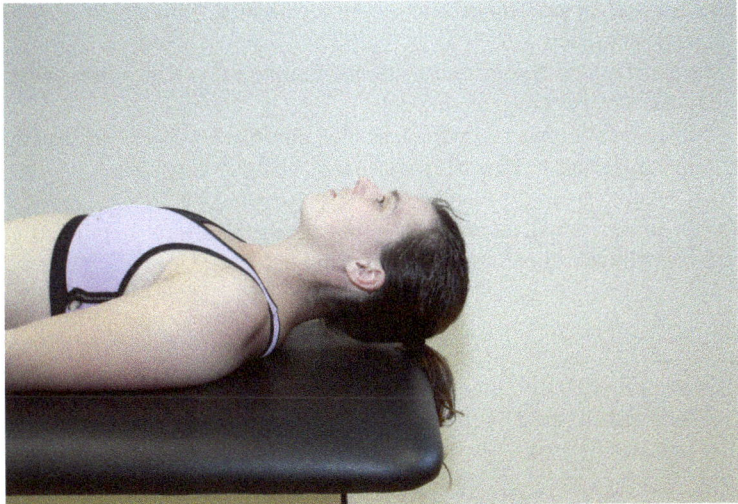

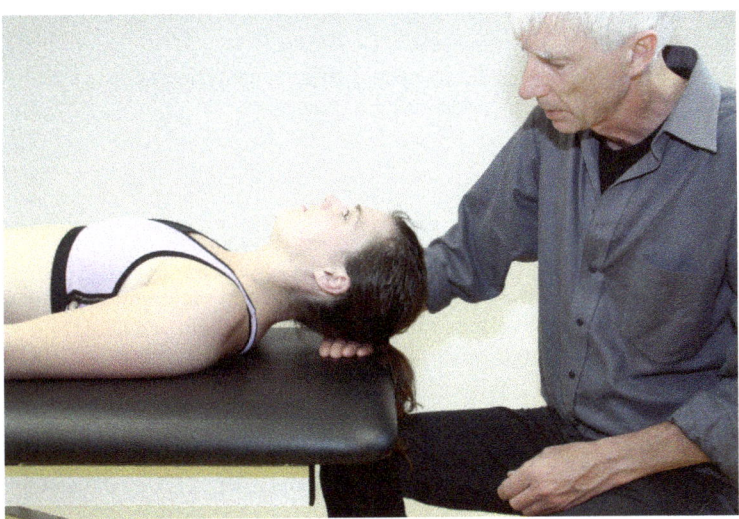

Figuur 3a-9 en 3a-10
De Harristest
Uitvoering: de patiënt ligt op de rug, trekt de kin in en tilt het hoofd enkele centimeters van de bank. Ter controle kan de onderzoeker de hand onder het opgetilde hoofd van de patiënt houden. De onderzoeker meet intussen met een stopwatch de tijd. Als de onderzoeker 'trillen van het hoofd' of 'contact met de hand' waarneemt, dan stopt de tijd.

- Het normaliseren van de mobiliteit van de cervicale wervelkolom. Patiënt krijgt mobiliserende oefeningen, zowel actief als passief.
- Spierversterkende oefeningen van musculatuur rondom de cervicale wervelkolom met speciale aandacht voor de diepe nekflexoren.
- Houdingsinstructies.

Bijlage VII van dit boek toont een aantal *concrete* oefentherapeutische mogelijkheden.

Medicatie-afhankelijke hoofdpijn

Als een patiënt meer dan 15 dagen per maand hoofdpijn heeft en frequent medicijnen hiervoor inneemt dan dient men altijd rekening te houden met een door medicatie in stand gehouden hoofdpijn, ook wel 'rebound' hoofdpijn genoemd. Van gebruik van te veel medicijnen is sprake in de volgende gevallen:
- De patiënt slikt meer dan drie maanden minimaal 10 dagen per maand ergotamine, triptanen of opioïden.
- De patiënt slikt meer dan drie maanden minimaal 15 dagen per maand eenvoudige analgetica zoals paracetamol, NSAID's of aspirine.

Goede informatie aan de patiënt hierover kan snel leiden tot vermindering van medicijngebruik en vermindering van hoofdpijn.[16]

> Grande et al. (2011)[16] deden onderzoek bij 109 patiënten die te veel medicatie gebruikten wegens chronische primaire hoofdpijn (migraine of spanningshoofdpijn). De patiënten kregen eenvoudige informatie en instructies met de bedoeling het medicijngebruik te reduceren. Na anderhalf jaar was het medicijngebruik aanzienlijk verminderd (van gemiddeld 22 dagen per maand naar 6 dagen per maand). Verder bleek 42% van de patiënten geen *chronische* hoofdpijn meer te hebben. Er was nog wel (vaak) sprake van *episodische* hoofdpijn.
> Het betrof een patiëntengroep die 8-18 jaar chronische hoofdpijn had en 5 tot 10 jaar te veel medicijnen gebruikte.

Clusterhoofdpijn

Clusterhoofdpijn, ofwel neuralgie van Horton, komt veel minder voor dan de hiervoor vermelde vormen van hoofdpijn. Deze vorm van hoofdpijn kan chronisch of episodisch van karakter zijn. Ongeveer 80% is episodisch. De episoden worden afgewisseld met pijnvrije intervallen. Een episode duurt gewoonlijk twee weken tot drie maanden. Tijdens een episode is sprake van zeer regelmatig terugkerende en extreem hevige aanvallen van hoofdpijn die tot acht keer per dag kunnen optreden. Als de aandoening chronisch is dan zijn er geen pijnvrije intervallen en kunnen dagelijks aanvallen blijven optreden. De exacte oorzaak is nog onbekend. Wel is duidelijk dat de hypothalamus een rol speelt tijdens aanvallen van clusterhoofdpijn; PET-scanstudies tonen dat het achterste deel van de hypothalamus wordt geactiveerd tijdens aanvallen van clusterhoofdpijn. Andere (nog onbekende) hersengebieden spelen echter ook een rol bij het ontstaan van deze uiterst pijnlijke vorm van hoofdpijn.[17]

Symptomatologie

– De hoofdpijn is eenzijdig en wordt meestal ervaren rond het oog.
– Er is sprake van hevige pijnscheuten. De pijn wordt aangegeven als scherp en stekend, maar niet zeurend.
– Een aanval van clusterhoofdpijn duurt vrij kort: vijf minuten tot drie uur (gemiddeld een uur).
– Vaak ontstaat hij 's nachts tijdens de remslaap of 's morgens.
– De hoofdpijn wordt niet voorafgegaan door een aura en er is gewoonlijk ook geen sprake van misselijkheid zoals dat bij migraine wordt gezien.
– Tijdens een aanval wordt de patiënt meestal onrustig, loopt of kruipt rond, en weet niet wat hij/zij moet doen om de pijn te verminderen.
– Soms ontstaat aan de pijnlijke zijde: tranen van het oog, lopende of verstopte neus, veranderingen in de grootte van de pupil, zweten.

De behandeling is meestal symptomatisch en bestaat uit het toedienen van medicatie. Diverse operatietechnieken zijn beschreven evenals het zetten van een 'zenuwblok'.

Literatuur

1 Varkey E, Hagen K, Zwart JA, Linde M. Physical activity and headache: results from the Nord-Trøndelag Health Study (HUNT). Cephalalgia. 2008 Dec;28(12):1292-7. Epub 2008 Sep 11.
2 The International Classification of Headache Disorders, second edition (IHS Classification ICHD-II), 2004.
3 Fernández-de-las-Peñas C, Alonso-Blanco C, Cuadrado ML, Gerwin RD, Pareja JA. Trigger points in the suboccipital muscles and forward head posture in tension-type headache. Headache. 2006 Mar;46(3):454-60.
4 van Ettekoven H, Lucas C. Efficacy of physiotherapy including a craniocervical training programme for tension-type headache; a randomized clinical trial. Cephalalgia. 2006 Aug;26(8):983-91.
5 Asghar MS, Hansen AE, Amin FM, van der Geest RJ, Koning PV, Larsson HB, Olesen J, Ashina M. Evidence for a vascular factor in migraine. Ann Neurol. 2010 Oct 28.
6 Friberg L, Olesen J, Iversen HK, Sperling B. Migraine pain associated with middle cerebral artery dilatation: reversal by sumatriptan. Lancet. 1991 Jul 6; 338(8758):13-7.
7 Rabbie R, Derry S, Moore RA, McQuay HJ. Ibuprofen with or without an

antiemetic for acute migraine headaches in adults. Cochrane Database Syst Rev. 2010 Oct 6;(10):CD008039.
8 Derry S, Moore RA, McQuay HJ. Paracetamol (acetaminophen) with or without an antiemetic for acute migraine headaches in adults. Cochrane Database Syst Rev. 2010 Nov 10;(11):CD008040.
9 Kirthi V, Derry S, Moore RA, McQuay HJ. Aspirin with or without an antiemetic for acute migraine headaches in adults. Cochrane Database Syst Rev. 2010 Apr 14;(4):CD008041.
10 Schünke, Schulte, Schumacher, Voll, Wesker. Anatomische Atlas: Prometheus. Algemene anatomie en bewegingsapparaat. Bohn Stafleu van Loghum. Houten, 2005. Blz. 67.
11 Jull G, Amiri M, Bullock-Saxton J, Darnell R, Lander C. Cervical musculoskeletal impairment in frequent intermittent headache. Part 1: Subjects with single headaches. Cephalalgia. 2007 Jul;27(7):793-802.
12 Ogince M, Hall T, Robinson K, Blackmore AM. The diagnostic validity of the cervical flexion-rotation test in C1/2-related cervicogenic headache. Man Ther. 2007 Aug;12(3):256-62.
13 Hall T, Robinson K. The flexion-rotation test and active cervical mobility - a comparative measurement study in cervicogenic headache. Man Ther. 2004 Nov;9(4):197-202.
14 Harris KD, Heer DM, Roy TC, Santos DM, Whitman JM, Wainner RS. Reliability of a measurement of neck flexor muscle endurance. Phys Ther. 2005 Dec;85(12):1349-55.
15 Gross AR, Hoving JL, Haines TA, Goldsmith CH, Kay T, Aker P, Bronfort G; Cervical Overview Group. A Cochrane review of manipulation and mobilization for mechanical neck disorders. Spine (Phila Pa 1976). 2004 Jul 15; 29(14):1541-8.
16 Grande RB, Aaseth K, Benth JŠ, Lundqvist C, Russell MB. Reduction in medication-overuse headache after short information. The Akershus study of chronic headache. Eur J Neurol. 2011 Jan;18(1):129-37.
17 Leone M, Franzini A, Cecchini AP, Broggi G, Bussone G. Hypothalamic deep brain stimulation in the treatment of chronic cluster headache. Ther Adv Neurol Disord. 2010 May;3(3):187-95.

4 Plotseling optredende pijn in de rechterarm bij een 30-jarige vrouw

Geert Mahieu

Na het optillen van een zware pan kreeg een 30-jarige vrouw plotseling pijn in de rechterarm. Deze pijn werd ervaren als een scherp, haast brandend gevoel dat uitstraalde vanuit de nek tot over de achter- en buitenkant van de rechterarm tot in de wijs- en middenvinger. Verder had zij tintelingen in wijs- en middenvinger. Omdat ontstekingsremmers en fysiotherapie niet de gewenste pijnvermindering gaven en zij steeds minder kracht kreeg in hand en arm, werd ze, acht weken na het begin van de pijn, doorverwezen naar de orthopeed.

Hoewel deze vrouw nooit ernstige nekklachten had ondervonden moest ze toegeven dat zij in de laatste maanden voorafgaand aan het incident met de pan, een wat zeurende pijn had ervaren ter hoogte van de nek en tussen de schouderbladen. Zelf schreef ze dit toe aan bureauwerk waarbij ze acht uur per dag achter de computer zat.

Status praesens

Patiënte heeft progressief toenemende en therapieresistente pijn en paresthesieën in het C7-dermatoom. Daarbij is er een subjectieve gewaarwording van krachtsverlies in arm en hand.

Inspectie

Patiënte heeft, in geringe mate, de neiging om de rechterschouder wat op te trekken. Zij ondersteunt ook de rechterarm met de linkerhand wanneer ze voor ons zit.

Functieonderzoek

De mobiliteit van de cervicale wervelkolom is nagenoeg normaal. Wel provoceren bepaalde bewegingen pijn.

- Lateroflexie van het hoofd naar links geeft een toename van de pijn in de rechterarm.
- Ook bij extensie van het hoofd en bij rechtsrotatie naar ervaart ze een toename van de pijn.
- Axiale druk op het hoofd geeft een toename van de pijn.
- Bij abductie van de rechterschouder wordt de pijn in de arm minder. Patiënte vertelt dan ook dat zij slaapt met de rechterarm boven het hoofd.

Neurologisch onderzoek

- Er is duidelijk verminderde sensibiliteit in de wijs- en middenvinger.
- De kracht van de m. triceps is verminderd (MRC: 4-5).*
- De m. extensor digitorum reflex[1] (Braunecker-Effenbergreflex = BER) is afwezig in de rechterhand.**

Aanvullend onderzoek

Gezien de felle pijn en het progressieve karakter wordt direct een MRI-scan afgesproken. Deze toont een bewaarde hoogte van de C5-C6-discus maar wel een signaalverlies (zwartverkleuring) op de T2 gewogen beelden, wat wijst op dehydratatie. Ook is er een duidelijke rechtszijdige 'zachte' discushernia te zien op dit niveau met druk op de C7-zenuwwortel (*figuur 4-1 en 4-2*). Er dient een verschil gemaakt te worden met de zogenaamde 'harde' discushernia in de nek. Deze laatste berust namelijk op een combinatie van degeneratieve veranderingen waarbij eigenlijk meer sprake is van osteofyten ('papegaaienbekken') dan wel discushernia's.

De overige disci tonen geen bijzonderheden op deze MRI. Deze zijn volledig normaal.

> **Diagnose**
>
> Discushernia C5-C6.

---

* De Medical Research Scale (MRC) geeft een indruk van de mate van spierkracht (zie bijlage VIII).

** BER-test: De test wordt uitgevoerd door met de reflexhamer op de m. extensor digitorum te kloppen terwijl de vingers lichtjes gebogen zijn. Als er een extensie van de vingers volgt, is de reflex normaal (zie bijlage II). Afwezigheid van de reflex wijst op neuropathie van de spinale zenuw van C6 en/of C7.

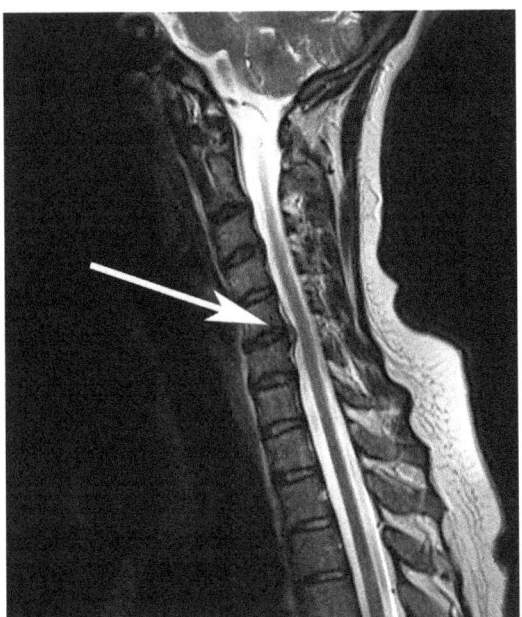

Figuur 4-1
Op de MRI-opname is een 'zachte' discushernia te zien op niveau C5-C6.

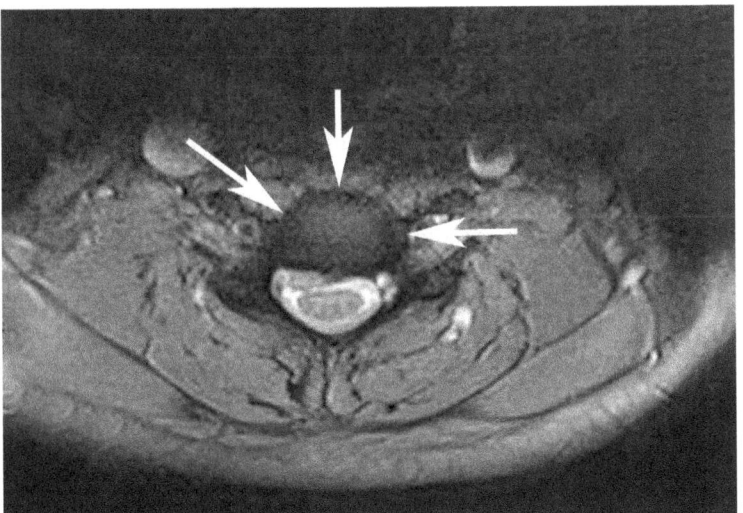

Figuur 4-2
Er is sprake van een signaalverlies (zwartverkleuring) op de T2 gewogen beelden, wat wijst op dehydratatie.

Therapie

De eerste stap in de behandeling van een discushernia op cervicaal niveau werd al gevolgd: het voorschrijven van medicatie en fysiotherapie. Dit gaf echter geen afdoende resultaat en daarom werd een cervicale epidurale infiltratie gegeven ter hoogte van C5-C6.

Twee weken na de infiltratie – intussen waren de klachten tien weken aanwezig – kwam patiënte terug op het spreekuur met aanhoudende pijn en krachtsverlies die, subjectief, steeds erger werden. Een heelkundig ingrijpen leek noodzakelijk.

De gouden-standaardtherapie voor deze pathologie is het uitvoeren van een discectomie langs anterieure toegangsweg met een arthrodese (vastzetten van het gewricht) door het plaatsen van een intersomatische greffe (autograft). Hierbij wordt een stukje bot, of een kunststof kooi opgevuld met bot, tussen de twee wervels geplaatst. Hierdoor kan het niveau niet meer bewegen. In het dagelijkse leven zal een patiënt niets merken van deze verminderde beweeglijkheid. Toch is er recent een zekere ongerustheid gegroeid aangaande het vervroegd aantasten van de kwaliteit van de disci boven en onder een vastgezet niveau. Immers; als een bepaald beweeglijk niveau (bijv. C5-C6) wordt uitgeschakeld, gaat men ervan uit dat de aanliggende tussenwervelschijven (C4-C5 en C6-C7) het werk van de vastgezette schijf overnemen en daardoor sneller verslijten. Vandaar ook de toenemende interesse om de twee wervels niet vast te zetten na het uitvoeren van een discectomie. In plaats van ze vast te zetten plaatst men een nieuw kunstgewricht, een discusprothese. Omdat de resultaten op kortere termijn (<10 jaar) zeer goed zijn voor de 'vastzetoperatie' verwacht men dat de meerwaarde van de prothese vooral moet worden aangetoond op nog *langere* termijn. Aangezien de techniek nog niet zo lang wordt toegepast kan men die meerwaarde momenteel nog niet aantonen.

Hoewel er (nog) geen prospectief gerandomiseerde case-controlstudies zijn om het voordeel van de prothese ten opzichte van een arthrodese op lange termijn aan te tonen, is er toch een aantal argumenten om deze techniek toe te passen in deze casus.

Het gaat om een zeer jonge patiënte die slechts één discus heeft die aangetast is. Er is nog een perfecte kwaliteit van de facetgewrichten op het niveau van de aangetaste discus. Als de kwaliteit van de facetgewrichten *niet* goed is en er wordt een discusprothese geplaatst, dan bestaat de kans dat een patiënt axiale nekpijn overhoudt omdat beweging in de discusprothese (voorzijde) pijn provoceert in de meebewegende gedegenereerde facetgewrichten aan de achterzijde. In dergelijke gevallen is het verstandiger om de tussenwervelschijf vast te zetten zodat ook de slechte facetgewrichtjes achteraan niet meer kunnen bewegen.

Er zijn studies die aantonen dat de techniek van de prothese op een veilige en betrouwbare manier kan worden toegepast. Hoewel het voordeel op lange termijn momenteel nog niet wordt aangetoond, blijken de resultaten op korte termijn dezelfde als die van een arthrodese.

Deze discussie wordt gevoerd met patiënte en uiteindelijk kiest patiënte zelf om een prothese te laten plaatsen. De ingreep verloopt zeer vlot en patiënte kan daags na de ingreep het ziekenhuis verlaten.

Follow-up Patiënte herstelt goed: de klachten in de rechterarm verdwijnen volledig en ook ter hoogte van de nek zelf zijn er geen problemen meer. Zij hervat het werk na vier weken. De röntgenfoto toont dan een ideale positie van de prothese; de prothese werd mooi in het midden geplaatst in het frontale vlak (*figuur 4-3*) en zo ver mogelijk naar achter in het sagittale vlak (*figuur 4-4*). Om de biomechanica van de normale wervelkolom zo goed mogelijk te simuleren is correcte positionering noodzakelijk. Wij volgen patiënte

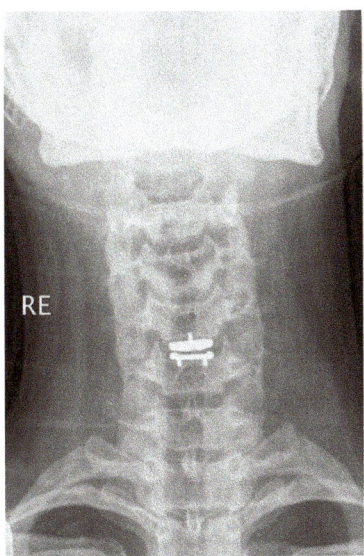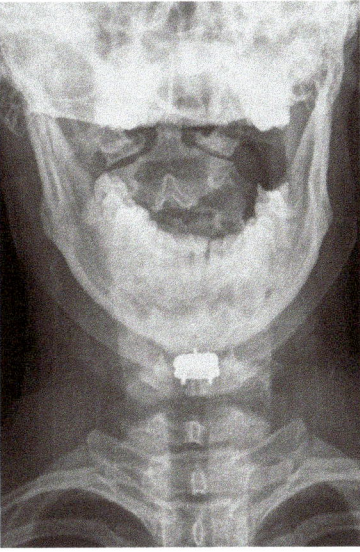

Figuur 4-3
De prothese werd mooi in het midden geplaatst in het frontale vlak.

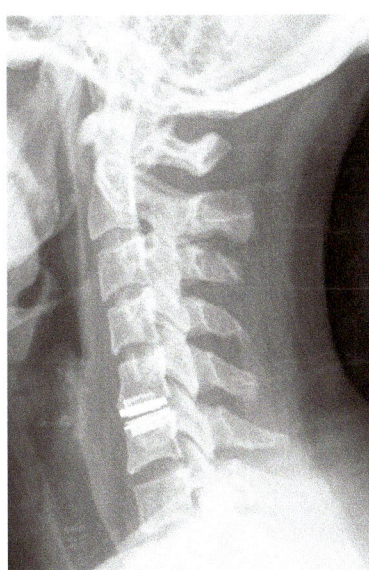

Figuur 4-4
Ook de laterale röntgenopname toont een goede positie van de prothese: ver naar achteren in het sagittale vlak.

uiteraard verder om te evalueren of er een langetermijnvoordeel kan worden aangetoond in vergelijking met de arthrodese.

Bespreking

De arthrodese blijft voor het grote merendeel van de patiënten met een nekhernia de gouden-standaardtechniek als heelkundig ingrijpen noodzakelijk is. Resultaten van heelkunde worden in eerste instantie bepaald door de indicatie. Jonge mensen met – conservatieve therapieresistente –

neurologische symptomatologie op basis van een geïsoleerde 'zachte' discushernia zijn eventueel kandidaat voor deze vernieuwende techniek.

Literatuur

1 Zhang MJ, Zhu CZ, Duan ZM, Niu X. Applying the extensor digitorum reflex to neurological examination. J Nippon Med Sch. 2010 Oct;77(5):250-3.

5 Pijn in de linkerarm bij een 65-jarige vrouw die al jaren regelmatig nekpijn heeft

Koos van Nugteren

Geleidelijk ontstond een pijn in de linkerbovenarm bij een 65-jarige sportieve vrouw. Tijdens haar dagelijkse bezigheden of tijdens sporten (zij speelde golf) had zij nauwelijks last. De pijn ontstond juist ná inspannende activiteiten zoals stofzuigen, vloeren dweilen of gymnastiekoefeningen. Langdurig stilzitten achter de computer provoceerde eveneens pijn. Het viel haar op dat zij tijdens klachten haar onderarm vaak ondersteunde om de pijn te verminderen.

Fietsen was aanvankelijk ook pijnprovocerend; zij wist dit probleem duidelijk te verminderen door het zadel te verlagen en het stuur hoger te zetten; nu kon zij beter rechtop zitten tijdens het fietsen.
Ook 's nachts in bed had zij vaak pijn in de arm en tintelingen in de hand. De tintelingen voelde zij aan de radiale zijde van hand en onderarm.

In het verleden had patiënte regelmatig acute hevige nekpijn. De laatste jaren had zij nog steeds regelmatig nekpijn, maar in veel mindere mate. Zij vermoedde dat de armpijn veroorzaakt werd in de nek. Aangezien de armpijn niet hevig was en ook niet altijd aanwezig, hoopte de patiënte dat het probleem vanzelf zou verdwijnen. Toen echter na een jaar de klachten nog steeds bestonden, raadpleegde zij de fysiotherapeut.

Status praesens

Tijdens het onderzoek heeft patiënte slechts in lichte mate pijn in de linkerbovenarm. Als zij haar hoofd draait, is er ook nekpijn en pijn aan de linkerschouder.

Inspectie en algemene palpatie

Geen bijzonderheden.

Functieonderzoek en klinische testen *(zie bijlage I, II en III)*

- Extensie van de cervicale wervelkolom is beperkt en provoceert pijn in de arm.
- Rotaties zijn licht beperkt (de rotatie bedraagt circa 60° beiderzijds); linksrotatie provoceert herkenbare uitstralende pijn in de linkerarm.
- Lateroflexie is tweezijdig beperkt. Linkslateroflexie provoceert herkenbare pijn in de aangedane linkerarm.
- Het onderzoek van de schouder is negatief; patiënte kan zonder problemen alle armbewegingen uitvoeren en ook de weerstandstesten provoceren geen pijn.
- Roostest is dubieus positief: de test provoceert in geringe mate pijn in de linkerarm; de kleur van de hand blijft normaal en de pols is tijdens de test beiderzijds palpabel.
- De Spurlingtest is negatief.
- Het heeft geen zin om de distractiontest uit te voeren; patiënt heeft immers tijdens het onderzoek geen armpijn.
- De upper limb tension test is positief.
- Reflexen zijn normaal.

Interpretatie Het verhaal van patiënte suggereert, zoals zij zelf ook al denkt, een cervicobrachiaalsyndroom ofwel een cervicale radiculopathie: vermoedelijk wordt bij haar vooral de linker spinale zenuw op C6-niveau geprikkeld. Dit kunnen we afleiden uit de locatie van de tintelingen: de radiale zijde van hand en onderarm.

Verder provoceren extensie, linksrotatie en linkslateroflexie herkenbare pijn in de arm. Deze symptomen zijn vrijwel bewijzend voor een wortelcompressie ter plaatse van de cervicale wervelkolom.

Geringe compressie van een zenuw veroorzaakt vaak pas pijn *na* belasten, als men tot rust komt. Dit fenomeen kennen we ook van het carpaletunnelsyndroom waarbij vooral nachtelijke pijn ontstaat.

Vooral bij patiënten met geringe klachten worden vaak verwarrende klinische testuitslagen gevonden. Ook de hier beschreven testen geven een verwarrend beeld: zowel de Spurlingtest als de distractiontest is niet positief: dit zegt echter maar heel weinig omdat beide testen weinig sensitief (maar wel specifiek) zijn. De testen zijn dus vaak vals-negatief.[1]

De upper limb tension test (ULTT) is wel positief. Dit suggereert dat inderdaad sprake is van een cervicobrachiaalsyndroom, echter, deze test is juist zeer sensitief en weinig specifiek en dus vaak vals-*positief*.[1] Ook deze bevinding zegt dus vrij weinig.

De test van Roos – een test bedoeld voor het aantonen van een thoracicoutletsyndroom – is dubieus positief; er worden tijdens de Roostest echter *geen* vasculaire symptomen gevonden. Een geïsoleerd *neurologisch* thoracicoutletsyndroom, zonder vasculaire symptomen, is uiterst zeldzaam of omstreden *(zie hoofdstuk 7a)*.

Vooralsnog is een cervicobrachiaalsyndroom ten gevolge van wortelprikkeling het meest waarschijnlijk. Gezien het geleidelijk verloop wordt compressie van de spinale zenuw waarschijnlijk veroorzaakt door degeneratieve veranderingen in de cervicale wervelkolom.

Aanvullend onderzoek

Er wordt een röntgenfoto gemaakt. Deze toont cervicale discusversmalling en randwoekeringen (osteofyten) van uncovertebrale gewrichten en facetgewrichten. Deze uitslag moet gezien worden als een bevestiging van het klinisch onderzoek.

Een dergelijke röntgenuitslag *zonder* bijbehorende klinische bevindingen zegt betrekkelijk weinig omdat ook bij asymptomatische oudere personen vaak degeneratieve veranderingen op de röntgenfoto zichtbaar zijn.

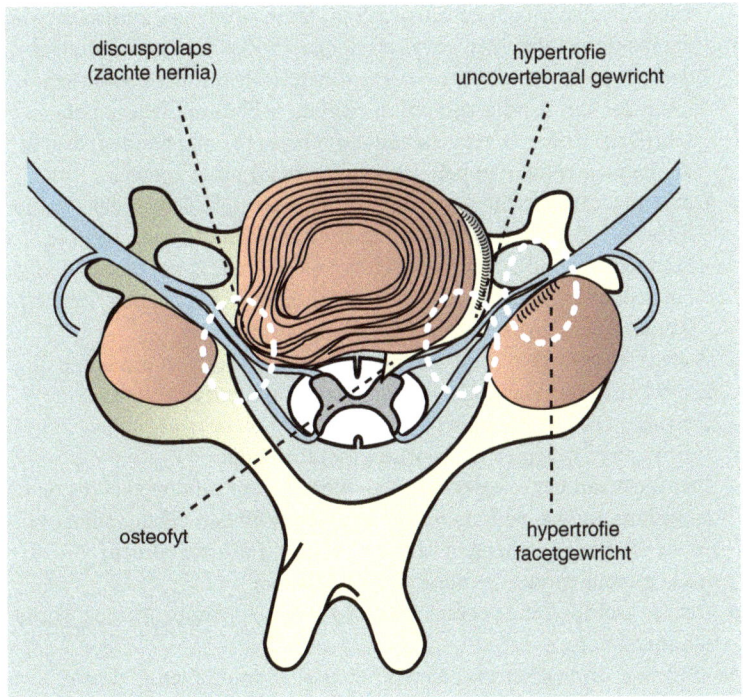

Figuur 5-1
Enkele oorzaken van radiculopathie: hypertrofie van de uncovertebrale gewrichten, hypertrofie van de facetgewrichten, osteofyten en discushernia.

Diagnose

Radiculopathie ter hoogte van de spinale zenuw van C6 ten gevolge van degeneratieve veranderingen in de cervicale wervelkolom.

Therapie

De oorzaak van deze cervicobrachialgie betreft een gebrek aan ruimte in het linker foramen intervertebrale van spinale zenuw C6. Hoewel conservatief niet structureel iets kan worden veranderd, kan men de patiënt er wel op wijzen dat bepaalde houdingen het probleem kunnen vergroten.

Principe van de behandeling is om de cervicale wervelkolom te delordoseren, zodanig dat er geen verhoogde belasting op de cervicale wervelkolom ontstaat.

Daarbij is het van belang om de spinale zenuw enige tijd te ontlasten (compressie te vermijden) zodat herstel van de zenuw mogelijk is. In de praktijk komt dit hierop neer:
1 Ergonomische instructies:
   a vermijden om langdurig naar beneden te kijken: hierbij ontstaat een verhoogde spierspanning van de dorsale nekspieren. Een verhoogde druk op de wervelgewrichten en op de discus is het gevolg. Langdurig naar beneden kijken gebeurt vaak bij lezen, studeren, knutselen, koken en dergelijke. Men adviseert de patiënt om deze activiteiten zo veel mogelijk uit te voeren met het materiaal vóór het hoofd. Een lessenaar kan handig zijn om in een betere houding te lezen of schrijven. Verder is het verstandig om bepaalde huishoudelijke activiteiten – zoals aardappels schillen – zittend uit te voeren.
   b men raadt de patiënt aan om de cervicale wervelkolom tijdens dagelijkse bezigheden te delordoseren zonder het hoofd naar voren te brengen en zonder naar beneden te kijken. Vaak is het hierbij nodig om de leuning van de stoel iets naar achteren te laten hellen; vooral bij langdurige autoritten is dit van belang (*figuur 5-1*).
2 McKenzieoefeningen (lordoserende oefeningen) als men een lichte discusprotrusie vermoedt. Het doel hiervan is het terugdringen van de protrusie. Dit kan enigszins pijnlijk zijn.
3 Training van nekspieren, eventueel met teraband.
4 Toepassen van het releasefenomeen; hierbij komt minder snel rek op de aangedane zenuw: vooral bij deze patiënte is dit van belang omdat zij merkt dat het laten hangen van de arm juist klachten oproept.
5 Strekoefeningen van de thoracale wervelkolom.
6 Rustige mobiliserende oefeningen, beginnend in ruglig. De nek wordt dan niet belast.

Follow up Na ongeveer drie weken zijn de neurologische symptomen in de arm verdwenen. Patiënte heeft dan nog wel in lichte mate nekpijn. Na twee maanden is zij klachtenvrij.

Bespreking

Een cervicobrachiaalsyndroom wordt vaak veroorzaakt door structurele veranderingen in de cervicale wervelkolom; ruimte-innemende processen ter plaatse van het foramen intervertebrale veroorzaken compressie van de spinale zenuw. Bij jonge personen betreft het meestal discogeen letsel, bij ouderen vaker facetartrose/uncartrose al of niet in combinatie met discopathie. Vooral bij ouderen is het vaak moeilijk om klachten volledig te elimineren. Bovenstaande patiënte was na twee maanden klachtenvrij. Langetermijnfollow-up ontbreekt echter. Vaak recidiveren klachten na verloop van tijd weer. Veelzeggend is een recente Cochranereview[2] waarin het effect van houdingsinstructies en nekscholen is onderzocht bij patiënten met nekpijn, al of niet met uitstralingsverschijnselen in de arm: er werd geen duidelijk effect gevonden. Het is dan ook verstandig om nekscholing en ergonomische adviezen te combineren met andere therapeutische maatregelen zoals oefentherapie.

Literatuur

1 Wainner RS, Fritz JM, Irrgang JJ, Boninger ML, Delitto A, Allison S. Reliability and diagnostic accuracy of the clinical examination and patient self-report measures for cervical radiculopathy. Spine (Phila Pa 1976). 2003 Jan 1; 28(1):52-62.
2 Haines T, Gross AR, Burnie S, Goldsmith CH, Perry L, Graham N; Cervical Overview Group (COG). A Cochrane review of patient education for neck pain. Spine J. 2009 Oct;9(10):859-71.

5a Addendum: cervicale radiculopathie

Koos van Nugteren

Inleiding

Cervicale radiculopathie wordt veroorzaakt door compressie van één of meer cervicale zenuwwortels (spinale zenuwen). Compressie kan ontstaan door verschillende factoren. De meest voorkomende zijn:

1. De discusprotrusie of -prolaps, ook wel zachte nekhernia genoemd. **Zachte nekhernia**
   Deze kan vrij plotseling optreden en hevige radiculaire pijn veroorzaken (*zie hoofdstuk 4*). De compressie kan na verloop van tijd ook weer spontaan verminderen en verdwijnen. In enkele gevallen is chirurgische behandeling noodzakelijk.
2. Degeneratie van de cervicale wervelkolom. Vooral bij ouderen ontstaat **Harde nekhernia**
   radiculopathie ten gevolge van degeneratieve veranderingen in de cervicale wervelkolom. Degeneratie betreft meestal facetartrose en uncartrose met osteofytvorming (*figuur 5.1*). Dit degeneratieproces verloopt veel langzamer dan de cervicale zachte hernia. De symptomen komen echter overeen. Aangezien de symptomen hetzelfde zijn, wordt deze degeneratieve aandoening ook vaak een 'hernia' genoemd; een 'harde' nekhernia. Op latere leeftijd is de aandoening meestal 'self limiting' en symptomen kunnen dan ook weer verdwijnen.[1] In zeldzame gevallen is een operatie nodig waarbij extra ruimte wordt gecreëerd voor de spinale zenuw.
3. Combinatie van zachte en harde nekhernia. Een geïsoleerde kleine dis- **Combinatie van beide**
   cusprotrusie veroorzaakt niet altijd een wortelcompressie; als het foramen intervertebrale groot genoeg is dan gebeurt dit niet zo snel. Als echter het foramen intervertebrale vernauwd is ten gevolge van degeneratie van de cervicale wervelkolom, dan kan een kleine (zachte) discusprotrusie al wortelcompressie tot gevolg hebben. Er is dan sprake van een kleine zachte nekhernia bij een al aanwezige 'nauwelijks symptomatische' harde nekhernia. Vaak betreft het personen die al enige tijd een wat stijve en enigszins pijnlijke nek hebben, en dan plotseling toename van klachten krijgen in de zin van radiculaire uitstralende pijn in de arm. De symptomen ten gevolge van de discuspro-

trusie kunnen op relatief korte termijn weer verdwijnen, maar de symptomen van de degeneratie blijven in het algemeen nog lange tijd bestaan. In enkele gevallen is een operatie nodig waarbij extra ruimte gecreëerd wordt voor de spinale zenuw.

Symptomatologie

Symptomen kunnen bestaan uit:
- Nekpijn.
- Radiculaire pijn: deze wordt gekenmerkt door 'elektrische' schietende pijn binnen de aangedane dermatomen vooral bij activiteiten die drukverhoging binnen de dura veroorzaken (niezen, persen en dergelijke).
- Pijn in arm of hand, scapulaire of periscapulaire pijn. De somatisch gerefereerde 'doffe' pijn kan ook worden gevoeld *buiten* de aangedane dermatomen.[2]
- Paresthesieën, hypesthesie, anesthesie in het dermatoom van de gecomprimeerde spinale zenuw.
- Krachtsverlies van arm- en handspieren in de overeenkomstige myotomen.
- Hyporeflexie. Als, door ernstige degeneratie, naast radiculopathie ook sprake is van myelopathie (myeloradiculopathie) dan zijn reflexen *onder* het niveau van de myelumcompressie juist verhoogd.

In sommige gevallen kunnen ook meer atypische symptomen optreden zoals zwakte in de m. deltoideus, zwakte van scapulamusculatuur met scapula alata, pijn op de borst of hoofdpijn.[1]

Niveau van de radiculopathie en spierzwakte

Bij ernstige radiculopathie kan zwakte worden verwacht bij het maken van de volgende bewegingen:
C1-C2: bewegingen van het hoofd
C2-C3: elevatie van de scapulae
C4: bewegingen (en/of stand) van het schouderblad
C5: elevatie van de arm
C6: polsextensie en supinatie
C7: polsflexie en pronatie, elleboogstrekking
C8: vingerflexoren (kleine handspieren!).

Klinische testen

Er zijn vele klinische testen beschreven voor het aantonen of uitsluiten van een radiculopathie.

Twee testen die bij een positief testresultaat een radiculopathie zeer waarschijnlijk maken[3] zijn *(zie bijlage III)*:

- De cervical distraction test: hierbij wordt tractie aan de nek gegeven, bij voorkeur in lig; als de symptomen in de arm afnemen, is de test positief. De test is zeer specifiek (90%) maar weinig sensitief (44%). Er zijn dus veel vals-negatieve uitslagen.
- De Spurlingtest: hierbij wordt, in zit of stand, compressie gegeven op het hoofd. Dit gebeurt met een licht geëxtendeerde nek in lateroflectie naar de aangedane zijde. De test is positief als hiermee herkenbare symptomen in de arm worden geprovoceerd. Ook deze test is zeer specifiek (86%) maar weinig sensitief.

Twee testen die, bij een negatief testresultaat, een radiculopathie vrijwel zeker uitsluiten[3] zijn (*zie bijlage III*):

- De upper limb tension test ofwel de ULTT: hierbij worden zenuwen die naar de arm verlopen op rek gebracht. De test is positief als herkenbare neurologische symptomen in de arm optreden. Deze test is te vergelijken met de straight leg raise test (ofwel de Lasèguetest) van het been. De ULTT heeft een sensitiviteit van 97% maar is weinig specifiek. Er zijn dus veel vals-positieve uitslagen.
- Het meten van de cervicale rotatie: als deze minder is dan 60° dan is de test positief. De test heeft een sensitiviteit van 89% maar is weinig specifiek.

Aanvullend onderzoek

Een röntgenfoto zegt betrekkelijk weinig over de oorzaken van radiculaire pijn in de arm; een discushernia is niet zichtbaar op de röntgenfoto. Verder zijn degeneratieve veranderingen bijna altijd zichtbaar op een röntgenfoto van een ouder persoon, ook bij klachtenvrije personen. Circa 30% van asymptomatische personen tussen 30- en 40-jarige leeftijd vertonen al degeneratieve veranderingen op de röntgenfoto. Dit percentage loopt op tot 90% bij personen tussen 60 en 70 jaar.[4]

Een EMG (electromyografie) kan wel paresen vaststellen maar het is lastig om met een electromyogram een radiculopathie als oorzaak aan te tonen. Eventueel kan een EMG aanvullende informatie geven naast bijvoorbeeld een MRI-opname.

MRI

MRI kan een eventuele discushernia aantonen evenals degeneratieve veranderingen van de wervelkolom. Gewoonlijk wordt er pas een MRI gemaakt bij patiënten die men overweegt te opereren.

CT-scan

Voor de CT-scan geldt hetzelfde als voor de MRI. Een CT-scan kan worden gemaakt als MRI gecontra-indiceerd is, bijvoorbeeld omdat er zich metalen in het lichaam bevinden.

CT-myelografie

De CT-myelografie geeft een iets duidelijker beeld dan een gewone CT-scan; de CT-myelografie wordt toegepast als de MRI gecontra-indiceerd is of als op de MRI-opnamen, ondanks sterke klinische verdenking van radiculopathie, geen afwijkingen worden gevonden.[1]

Nerve root block

Als bij beeldvorming op verschillende cervicale niveaus afwijkingen worden gevonden en men twijfelt over het exacte segmentale niveau dat de symptomen veroorzaakt dan kan men een diagnostische blokkade van één spinale zenuw uitvoeren; als hiermee de pijn verdwijnt dan is het juiste niveau vastgesteld.

Differentiaaldiagnostiek

Radiculopathie veroorzaakt pijn in de arm, tintelingen in de vingers en krachtsvermindering. Dergelijke neurologische symptomen kunnen echter ook ontstaan door een meer naar distaal optredende compressie van een perifere zenuw, ergens tussen de spinale zenuw en de eindtakjes van de perifere zenuw in de vingers. De kunst is om te achterhalen waar precies de zenuw gecomprimeerd wordt.

Differentiaal diagnostisch kan men denken aan compressie ter plaatse van:
- De mm. scaleni, de m. pectoralis minor en de costoclaviculaire ruimte (*zie hoofdstuk 7a*).
- De arcade van Struthers (n. ulnaris).
- De sulcus nervi ulnaris.
- De cubitale tunnel (n. ulnaris).
- Het kanaal van Guyon (n. ulnaris).
- De leash van Henry (ramus profundus van de n. radialis).
- De arcade van Frohse (ramus profundus van de n. radialis).
- Het distale radiale eenderdedeel van de onderarm (ramus superficialis van de n. radialis: Wartenbergsyndroom.*
- De carpale tunnel (n. medianus).**

---

* *Uitgebreide informatie over dit en bovengenoemde onderwerpen is te vinden in een eerder verschenen boek van* Orthopedische casuïstiek: Onderzoek en behandeling van elleboog en onderarm.

** *Uitgebreide informatie over dit onderwerp is te vinden in een eerder verschenen boek van* Orthopedische casuïstiek: Onderzoek en behandeling van de hand (het polsgewricht).

5a Addendum: cervicale radiculopathie

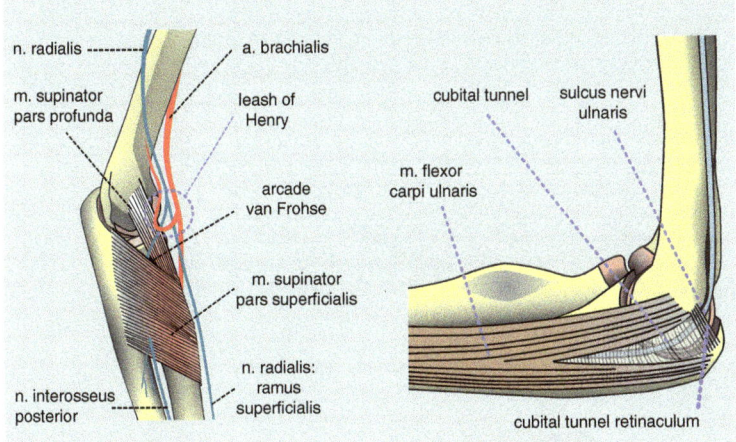

Figuur 5a-1
Enkele locaties rond de elleboog waar compressie van een perifere zenuw kan optreden. Links worden getoond: de leash of Henry en de arcade van Frohse (n. radialis). Rechts: de sulcus nervi ulnaris en de cubital tunnel (n. ulnaris).

Beknelling van een zenuw

Bij beknelling van een zenuw wordt eerst de veneuze afvoer van bloed in het perineurium belemmerd. Hierdoor ontstaat stuwing en oedeem in het weefsel wat de locale structuur en de doorbloeding op haarvaatjesniveau verstoort. Als de druk groter wordt, zal er ook rechtstreekse compressie van eerst de myelinescheden en vervolgens de axonen in een zenuwbundel plaatsvinden. Dit is puur een mechanische kwestie; hoe groter de druk, hoe meer structuren er beschadigd raken. De zogenaamde Sunderland-criteria[5] beschrijven de ernst van zenuwschade:

- Alleen beschadiging van de *myelineschede* (door blokkeren veneuze afvoer of rechtstreekse druk) geeft een neurapraxie.*
- Als ook de *axonen* zelf in de verdrukking komen, dan is er sprake van een locale onderbreking van deze zenuwuitlopers; dit heet een *axonotmesis*.**
- Als de hele zenuw ofwel alle structuren 'door' zijn dan is er sprake van een *neurotmesis*. Dit laatste ontstaat overigens meestal door rechtstreekse beschadiging, zoals bij een snijwond of zodanige overrekking dat de hele zenuw in de lengterichting uiteengetrokken wordt.

De ernst van de schade en het aantal betrokken structuren vertaalt zich vervolgens weer naar een prognose: zodra de compressie verdwenen is, herstelt myelineschade zich meestal binnen 4-8 weken, axonale schade duurt maanden tot jaren***, afhankelijk van de afstand die het nieuwe axon moet afleggen vanaf de plek van de schade naar zijn doel (spier of

---

* *Apraxia = onwerkzaamheid.*
** *Tmesis is afgeleid van het Griekse woord temnein = snijden.*
*** *Een zich herstellende zenuw na axonotmesis groeit 0,5-3 mm. per dag.*

huid), en een neurotmesis herstelt in principe *niet* spontaan – dan moet men operatief de uiteinden weer aan elkaar 'knopen'.

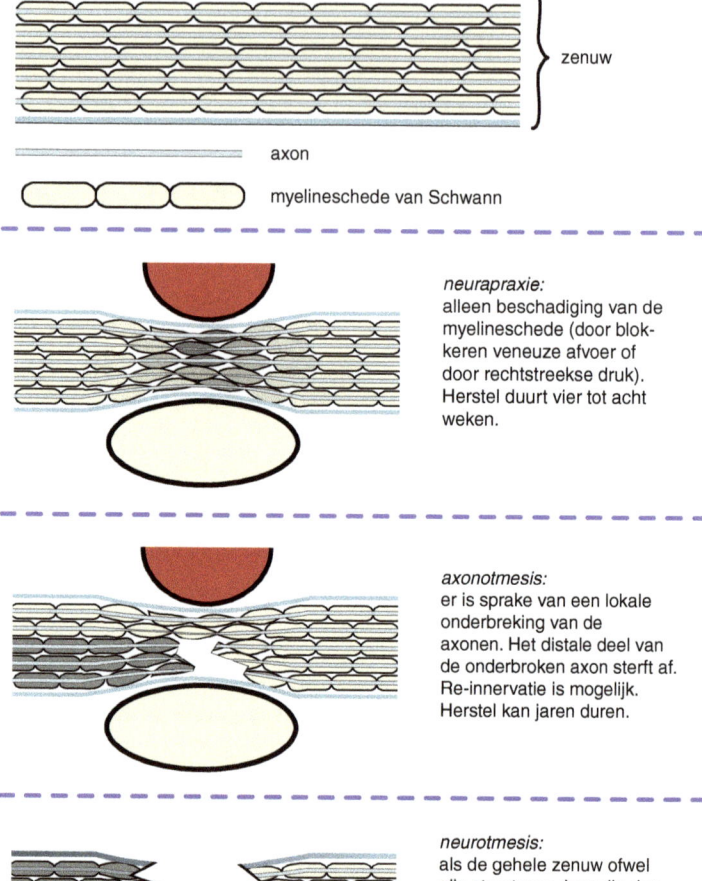

Figuur 5a-2
Zenuwletsels als gevolg van beknelling. Vereenvoudigde weergave.

Conservatieve therapie

De behandeling van een radiculopathie is erop gericht om de compressie van de spinale zenuw te verminderen.

Compressie door degeneratie

Het zal duidelijk zijn dat compressie ten gevolge van degeneratieve veranderingen in de wervelgewrichten moeilijk weg te nemen is met conservatieve maatregelen: compressie ten gevolge van een verse 'zachte' discushernia is beter te verminderen dan compressie door bijvoorbeeld osteofyten.

Tot dusverre bestaat er geen hard bewijs dat fysiotherapie en oefentherapie zinvol zijn bij de behandeling van cervicale radiculopathie door degeneratie. Zolang niet geopereerd wordt valt de keuze van behandeling, wegens gebrek aan alternatieven, toch vaak op fysiotherapie/kinesitherapie.

Compressie door discusprolaps

Als sprake is van een discusprolaps (een zachte hernia), al of niet in combinatie met degeneratieve veranderingen van de cervicale wervelkolom dan is er een redelijke kans dat de situatie na verloop van tijd zal verbeteren. Zodra de uitpuilende discus zijn normale vorm terugkrijgt, is de compressie immers verdwenen. Als sprake is van een 'lek' in de annulus fibrosus en er weefsel van de nucleus pulposus buiten de discus terecht is gekomen, dan kan het lang duren voordat het discusmateriaal zich verspreid heeft en de compressie minder wordt.

Is er een rol voor manipulatie/chiropraxie?

De 'North American Spine Society' publiceerde in 2011 een evidencebased richtlijn voor diagnostiek en behandeling van cervicale radiculopathie bij degeneratieve veranderingen van de cervicale wervelkolom.[1] Zij vonden geen bewijs dat manipulatie/chiropraxie effectief is. Wel vonden zij diverse case reports waarin ernstig vasculaire en neurologische complicaties optraden ten gevolge van de behandeling waaronder toename van de radiculopathie, myelopathie, discushernia en compressie van de arteria vertebralis.[6-8] Hoewel de exacte incidentie van deze gevallen onbekend is, wordt aangeraden zeer terughoudend te zijn met manipulatieve handgrepen bij de behandeling van degeneratieve afwijkingen van de cervicale wervelkolom.

Het vooraf klinisch testen van de a. vertebralis heeft weinig zin: provocatieve testen geven zowel vals-positieve als vals-negatieve uitslagen.[9] Bij verdenking van arteriële insufficiëntie wordt het klinisch testen ervan afgeraden.[10]

Fysiotherapie/kinesitherapie

Principe van de behandeling is het delordoseren van de cervicale wervelkolom zodanig dat geen verhoogde belasting op de cervicale wervelkolom ontstaat.

Daarbij is het van belang om de spinale zenuw enige tijd te ontlasten (compressie te vermijden) zodat herstel van de zenuw mogelijk is. In de praktijk komt dit hierop neer:
1 Ergonomische instructies:

a vermijden om langdurig naar beneden te kijken: hierbij ontstaat een verhoogde spierspanning van de dorsale nekspieren. Een verhoogde druk op de wervelgewrichten en op de discus is het gevolg. Langdurig naar beneden kijken gebeurt bij lezen, studeren, knutselen, koken en dergelijke. Men adviseert de patiënt om deze activiteiten zo veel mogelijk zittend uit te voeren met het materiaal vóór het hoofd. Een lessenaar kan handig zijn om in een betere houding te lezen of schrijven.
   b men raadt de patiënt aan om de cervicale wervelkolom te delordoseren zonder het hoofd naar voren te brengen en zonder naar beneden te kijken. Vaak is het hierbij nodig om de leuning van de stoel iets naar achteren te laten hellen *(zie bijlage VI)*; vooral bij langdurige autoritten is dit van belang.
2 McKenzieoefeningen (lordoserende oefeningen) worden alleen gegeven als men een discusprotrusie vermoedt. Het doel hiervan is het terugdringen van de protrusie.
3 Training van nek- en schouder(blad)musculatuur,[11] eventueel met teraband *(zie bijlage VII)*.
4 Toepassen van het releasefenomeen; hierbij komt minder snel rek op de aangedane zenuw. Het releasefenomeen treedt op als de patiënt zittend op een leunstoel de onderarm extra ondersteunt met een kussen. De zenuw krijgt hierdoor meer kans om te herstellen.
5 Strekoefeningen van de thoracale wervelkolom; hiermee wordt de lordose van de cervicale wervelkolom minder en het foramen intervertebrale wordt dus iets ruimer. Gevolg: minder compressie van de spinale zenuw.
6 Rustig uitgevoerde mobiliserende oefeningen, het liefst in ruglig. De nek wordt dan niet belast *(zie bijlage VII)*.
7 Algemene spierversterkende oefeningen van schouder(blad)musculatuur.

Halskraag

Recent onderzoek bij patiënten met acute (minder dan een maand klachten) cervicale radiculopathie toont gunstig effect van het dragen van een halfharde halskraag in combinatie met rust gedurende drie tot zes weken. Het effect is vergelijkbaar met zes weken - tweemaal per week - fysiotherapie waarbij de nadruk ligt op mobiliserende en spierversterkende oefeningen.[15]

Injecties

Een epidurale injectie met een corticosteroïd geeft tijdelijk pijnvermindering bij circa 60% van de patiënten met een cervicale radiculopathie door degeneratie.[1,12] Een injectie is echter niet geheel zonder risico.[13] Complicaties zijn zeldzaam[14] maar men moet er wel rekening mee houden. Enige terughoudendheid bij de toepassing ervan wordt aangeraden.[1]

Operatieve therapie

Als conservatief beleid geen effect heeft kan men overwegen om chirurgisch meer ruimte te creëren voor de spinale zenuw. Hiervoor worden verschillende technieken beschreven. Zo kan alleen chirurgische decompressie van de zenuw plaatsvinden of een combinatie van decompressie met het vastzetten (fusie) van de aangrenzende wervels. Verder kan anterieure of posterieure benadering van de zenuwwortel plaatsvinden. Ten slotte is het ook mogelijk een discusprothese te plaatsen.

Literatuur

1 Bono CM, Ghiselli G, Gilbert TJ, Kreiner DS, Reitman C, Summers JT, Baisden JL, Easa J, Fernand R, Lamer T, Matz PG, Mazanec DJ, Resnick DK, Shaffer WO, Sharma AK, Timmons RB, Toton JF; North American Spine Society. An evidence-based clinical guideline for the diagnosis and treatment of cervical radiculopathy from degenerative disorders. Spine J. 2011 Jan;11(1):64-72.
2 Bogduk N. On the definitions and physiology of back pain, referred pain, and radicular pain. Pain. 2009 Dec 15;147(1-3):17-9.
3 Wainner RS, Fritz JM, Irrgang JJ, Boninger ML, Delitto A, Allison S. Reliability and diagnostic accuracy of the clinical examination and patient self-report measures for cervical radiculopathy. Spine (Phila Pa 1976). 2003 Jan 1; 28(1):52-62.
4 The aging spine. Aebi M, Gunzberg R, Szpalski M. Berlin, Heidelberg, New York: Springer, 2003. Blz. 100.
5 Sunderland S. A classification of peripheral nerve injuries producing loss of function. Brain. 1951;74:491-516.
6 Malone DG, Baldwin NG, Tomecek FJ, Boxell CM, Gaede SE, Covington CG, Kugler KK. Complications of cervical spine manipulation therapy: 5-year retrospective study in a single-group practice. Neurosurg Focus. 2002 Dec 15;13(6).
7 Oppenheim JS, Spitzer DE, Segal DH. Nonvascular complications following spinal manipulation. Spine J. 2005 Nov-Dec;5(6):660-6; discussion 666-7.
8 Tseng SH, Lin SM, Chen Y, Wang CH. Ruptured cervical disc after spinal manipulation therapy: report of two cases. Spine (Phila Pa 1976). 2002 Feb 1; 27(3):E80-2.
9 Thomas LC, Rivett DA, Bolton PS. Pre-manipulative testing and the use of the velocimeter. Man Ther. 2008 Feb;13(1):29-36. Epub 2007 May 25.
10 Thiel H, Rix G. Is it time to stop functional pre-manipulation testing of the cervical spine? Man Ther. 2005 May;10(2):154-8.
11 Neck and Arm Pain Syndromes. CF de las Peñas, J Cleland, P Huijbregts. China: Elsevier, 2011. Blz. 134.

12 Cyteval C, Thomas E, Decoux E, Sarrabere MP, Cottin A, Blotman F, Taourel P. Cervical radiculopathy: open study on percutaneous periradicular foraminal steroid infiltration performed under CT control in 30 patients. AJNR Am J Neuroradiol. 2004 Mar;25(3):441-5.
13 Derby R, Lee SH, Kim BJ, Chen Y, Seo KS. Complications following cervical epidural steroid injections by expert interventionalists in 2003. Pain Physician. 2004 Oct;7(4):445-9.
14 McGrath JM, Schaefer MP, Malkamaki DM. Incidence and Characteristics of Complications from Epidural Steroid Injections. Pain Med. 2011 Mar 10. doi: 10.1111/j.1526-4637.2011.
15 Kuijper B, Tans JT, Beelen A, Nollet F, de Visser M. Cervical collar or physiotherapy versus wait and see policy for recent onset cervical radiculopathy: randomised trial. BMJ. 2009 Oct 7;339:b3883.

6 Een 58-jarige ober met langzaam-progressieve pijn in de rechterarm

Imre Esser

Geleidelijk ontstond krachtsvermindering en 'onhandigheid' van de rechterhand bij een 58-jarige ober die werkzaam was in een hotel op Bonaire. Het krachtsverlies merkte hij vooral op bij het openen van wijnflessen en het losdraaien van schroefdeksels. Onhandigheid merkte hij vooral ook bij het noteren van bestellingen: na enkele seconden kon hij zijn pen niet meer goed vasthouden.

Het op de rechterschouder liggen was pijnlijk en er bestond een diffuse pijn ter hoogte van de laterale zijde van de gehele arm. Patiënt bezocht, zes maanden na het begin van de klachten, de huisarts, die een 'supraspinatussyndroom' en een tenniselleboog diagnosticeerde en hem verwees naar onze praktijk (in Bonaire).

Status praesens

Zijn werk als ober valt deze magere man de laatste weken steeds moeilijker. De zwakte in de arm en hand is toegenomen, evenals de pijn. Ook 's nachts is er pijn, vooral in de elleboogregio. Patiënt maakt zich zeer ongerust.

Inspectie

Wij zien een zeer magere man met een anteropositiestand van het hoofd en een thoracale hyperkyfose. De schouders staan in protractie.

Palpatie

Behalve een drukpijnlijk gebied ter hoogte van de rechter elleboog zijn er geen bijzonderheden.

Functieonderzoek

Het onderzoek van de schouder en de elleboog is negatief. De bewegingen van de cervicale wervelkolom zijn symmetrisch beperkt, maar niet pijnlijk.

Interpretatie Omdat ik op dat moment niet precies weet in welke richting ik verder moet zoeken, laat ik patiënt op ons wekelijkse 'probleemspreekuur' terugkomen.

Anamnese

Bij verder doorvragen blijkt patiënt een 'raar' gevoel in het rechterbeen te hebben, dat hij niet nauwkeurig kan omschrijven. Wanneer zijn nek enkele minuten in flexie wordt gehouden treedt pijn op in arm en been.

Inspectie

Behalve de eerder beschreven houdingsafwijkingen zijn er op verschillende plaatsen in de rechterarm lichte fasciculaties* zichtbaar.

Functieonderzoek

De reflexen van de rechterarm zijn levendiger dan die van de linkerarm. De reflex van Hoffmann-Trömner** (vingerflexiereflex) is zowel rechts als links positief. Bij het verdere neurologisch onderzoek blijkt dat de reflexen van de onderste extremiteit naar clonus neigen en er is een voetzoolreflex volgens Babinski.

Interpretatie Hier is duidelijk sprake van een myelumcompressie, waarschijnlijk ten gevolge van een cervicaal probleem, in het bijzonder ook omdat nekflexie de symptomen in arm en been provoceert. Aangezien er ook nachtelijke pijn bestaat, kan de compressie ook door een tumor worden veroorzaakt. Aanvullend onderzoek in de vorm van moderne beeldvorming en EMG is daarom dringend noodzakelijk. Deze diagnostische mogelijkheden zijn op Bonaire niet beschikbaar en daarom wordt patiënt verwezen naar het grotere buureiland Curaçao. Met het oog op de ernst van de problematiek wordt patiënt al na twee dagen door een neuroloog onderzocht. Deze bevestigt onze vermoedens en laat EMG, computertomografie en een myelografie uitvoeren (MRI is wel beschikbaar, maar daarvoor waren op

---

* *Fasciculatie = kleine spiercontractie in een enkele motorunit ten gevolge van een spontane actiepotentiaal.*

** *De reflex van Hoffmann-Trömner ofwel vingerflexiereflex: als de onderzoeker knipt tegen de vingernagel van de gestrekte middelvinger, dan buigen de andere vingers en de duim reflexmatig. Een positieve reflex wijst op centraal neurologische pathologie. NB: vooral bij links-rechtsverschillen is de test betrouwbaar.*

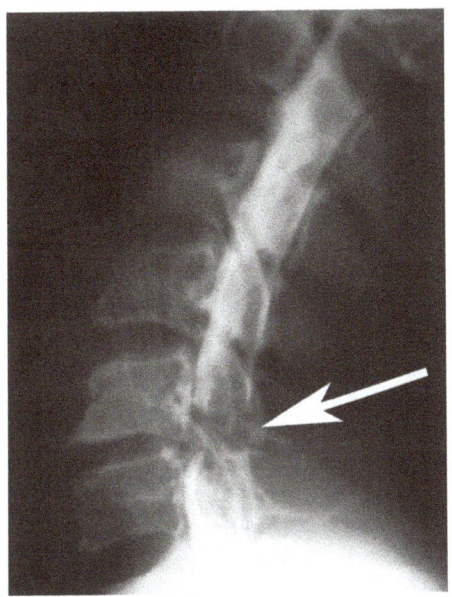

Figuur 6-1
Cervicale myelografie toont een onderbreking van de contrastvloeistof ter hoogte van C5-C6 (pijl), ten gevolge van een grote osteofyt aan de onderzijde van C5 die naar dorsaal groeit en het ruggenmerg comprimeert.

dat moment lange wachttijden). De cervicale myelografie toont een onderbreking van de contrastvloeistof ter hoogte van C5-C6, ten gevolge van degeneratieve veranderingen in de vorm van een grote osteofyt aan de onderzijde van C5 die naar dorsaal groeit en het ruggenmerg comprimeert.

Diagnose

Myelopathie als gevolg van een grote osteofyt aan de dorsocaudale zijde van het wervellichaam van C5.

Therapie

Omdat de klachten duidelijk progressief zijn en de prognose er niet beter op wordt wanneer men een dergelijke myelumcompressie te lang laat bestaan, is operatief decomprimeren geïndiceerd. Toch duurt het – wegens het overvolle programma van de neurochirurg – nog twee maanden voordat patiënt geopereerd kan worden. In deze twee maanden verslechtert de situatie van de patiënt dramatisch: het optillen van de linkervoet is niet meer mogelijk. Hij kan alleen nog als een oude man voortschuifelen. Ook het krachtsverlies van de rechterarm is aanzienlijk toegenomen; vooral het opponeren van de duim is onmogelijk.

Follow-up

Twee weken na de operatie bezoekt patiënt ons opnieuw, nu voor postoperatieve revalidatie. Het 'rare' gevoel in het been is volledig verdwenen.

Het lopen gaat al veel beter dan voor de operatie en ook de duim kan weer opponeren.

Bij de laatste evaluatie, zeven weken postoperatief, is de situatie volledig normaal. Niet eerder zag ik zo'n dankbare patiënt!

Bespreking

Myelopathie door degeneratie van de cervicale wervelkolom ontstaat heel geleidelijk, in de loop van jaren. Oorzaak is vernauwing van het wervelkanaal door de vorming van ruimte-innemende osteofyten. Het proces van degeneratie begint met het stijver worden van de nek met bewegingsbeperkingen in een capsulair patroon *(zie bijlage I)*. In een later stadium kunnen ook symptomen ontstaan van een radiculopathie *(zie hoofdstuk 5a)*. Als radiculopathie en myelopathie beide aanwezig zijn dan noemt men dit een myeloradiculopathie:[1] myeloradiculopathiesymptomen van *perifere* zenuwcompressie op het segmentale niveau van de degeneratie en symptomen van *myelumcompressie* op en onder het niveau van de degeneratie kunnen dus tegelijkertijd voorkomen. De patiënt ervaart dit bijvoorbeeld als pijn en zwakte van een arm, moeite met het dichtmaken van knopen en daarbij ongecontroleerd lopen.

Toegevoegde klinische testen

Als toegevoegde klinische testen kan men allerlei coördinatieve vaardigheden van de patiënt vragen zoals het staan op één been, de vinger naar de neus brengen met de ogen dicht, of het lopen over een lijn terwijl de patiënt de nek buigt en strekt: forse osteofyten kunnen hierbij het ruggenmerg irriteren waardoor verstoring van het looppatroon optreedt.[1]

Een patiënt met beginnende cervicale degeneratie heeft vaak de indruk dat de symptomen het gevolg zijn van het ouder worden. Hij/zij reageert dan pas met het bezoek aan een arts als het ziekteproces een heel eind is voortgeschreden en er problemen ontstaan zoals bij bovenstaande – nog relatief jonge – patiënt.

Literatuur

1 Neck and Arm Pain Syndromes. CF de las Peñas, J Cleland, P Huijbregts. China: Elsevier, 2011. Blz. 126-129.

7 Een 37-jarige man met ernstige chronische klachten in de区 claviculare gio met uitstraling naar de arm, na een linkszijdige claviculafractuur

Didi van Paridon-Edauw en Dos Winkel

Een jaar en negen maanden geleden werd een toen 34-jarige man tijdens een hockeywedstrijd zodanig onderuitgehaald, dat hij een gecompliceerde open claviculafractuur opliep. In het dichtstbijzijnde ziekenhuis werd, na het maken van een röntgenfoto *(figuur 7-1)*, 'alles even rechtgetrokken' aldus de patiënt. Vervolgens 'kon het verdere herstel thuis gebeuren': patiënt moest een week plat op bed blijven liggen met de arm in een mitella (…).

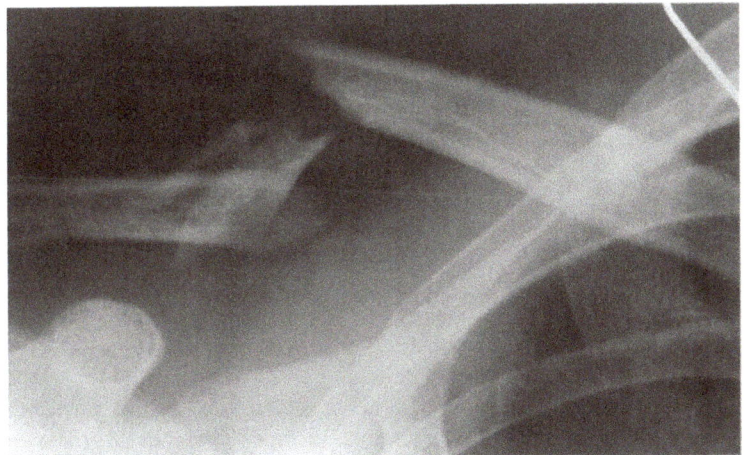

Figuur 7-1
De conventionele voor-achterwaartse röntgenopname toont een ernstige fractuur van de clavicula.

Bij de controle in het ziekenhuis, een week na het ongeval, klaagde patiënt over pijn ter hoogte van de fractuur, die vooral bij het inademen optrad. Nog een week later werd de ademhaling zo moeilijk, dat de huisarts besloot om röntgenfoto's van de longen te laten maken, die geen afwijkingen vertoonden.

Geleidelijk verbeterde de situatie enigszins, zodat patiënt twee maanden na het ongeval besloot weer aan het werk te gaan. Zijn zittend werk veroorzaakte echter weer toenemende klachten: pijn in nek, linkerschouder en -arm. Regelmatig moest hij gaan liggen om de klachten te doen verminderen. Liggen op zijn linkerzij was daarbij onmogelijk: niet alleen wegens de pijn, hij kreeg dan ook last van misselijkheid.

Ondanks zijn aanhoudende klachten ging hij negen maanden na het ongeval weer wat lopen en nam deel aan de hockeytraining. Dit ging echter met grote problemen gepaard: tijdens het lopen moest hij de linkerhand in de zak van zijn broek of trainingsjack houden.

De klachten verminderden niet en langzaam maar zeker kon hij zijn werk niet meer aan. Hij bezocht verschillende malen zijn huisarts, die de steeds nerveuzer wordende patiënt voorhield dat 'er niets aan de hand was'. Op eigen initiatief bezocht hij toen een fysiotherapeut, die een sterk verhoogde spierspanning in het linker nek-schoudergebied constateerde. Hiervoor kreeg hij massage. Even leek dit te helpen, maar na enkele behandelingen verergerden de klachten zelfs: hij kreeg ook last van pijn in zijn achterhoofd.

Anderhalf jaar na de claviculafractuur bezocht de patiënt nogmaals de fysiotherapeut (DvPE en DW).

Toen patiënt ons voor het eerst bezocht, zagen we een zeer nerveuze man, die eigenlijk nauwelijks nog enige hoop op verbetering had.

Interpretatie   Deze voorgeschiedenis is moeilijk te interpreteren. Er zou hier sprake kunnen zijn van een thoracic-outletcompressiesyndroom. Bij het bestuderen van de röntgenfoto's kan men zich voorstellen dat als gevolg van de fractuur, callusvorming en littekenweefsel de ruimte tussen clavicula en eerste rib hebben verkleind. Door de verkorting van de clavicula (ten gevolge van de hoekstand) kan ook een acromioclaviculair gewrichtsprobleem zijn ontstaan.

Inspectie

Ongeveer ter hoogte van het midden van de linker clavicula is een lokale zwelling zichtbaar.

Palpatie

Deze zwelling voelt bothard aan, is zeer puntig en lijkt aan de clavicula vast te zitten. De lokale huidtemperatuur is normaal.

Functieonderzoek

Het onderzoek van de cervicale wervelkolom is negatief.

Het bewegingsonderzoek van de schoudergordel is pijnlijk bij alle bewegingen (elevatie/depressie, protractie/retractie). De pijn wordt hierbij in het C4-dermatoom (claviculare regio) aangegeven.

Alle passieve schouderbewegingen provoceren in de eindstand dezelfde (C4) pijn.

Bij actieve elevatie van de linkerarm ontstaat na ongeveer 60° een verlammend en moe gevoel in de gehele linkerarm met paresthesieën in de hand en alle vingers. Deze bevinding kan typisch zijn bij bepaalde vormen van het thoracic-outletcompressiesyndroom (TOS) en daarom wordt de test van Roos uitgevoerd. Hierbij worden de schouders actief in depressie en retractie gehouden; de patiënt brengt de handen ter weerszijde – op ongeveer 30 cm afstand – van het hoofd en opent en sluit dan krachtig de handen. Dit openen duurt evenals het sluiten, ongeveer één seconde.

Deze test moet door mensen zonder TOS probleemloos circa drie minuten zonder klachten volgehouden kunnen worden. Bij deze patiënt is de test al na enkele seconden zeer positief: het verlammende en vermoeide gevoel in de arm ontstaat al meteen, maar ook krijgt hij pijn in de claviculareregio, uitstralend naar het achterhoofd. Na ongeveer 15 seconden wordt patiënt echt onwel: het zweet breekt hem over het hele lichaam uit.

Interpretatie

De pijn in het C4-dermatoom bij de actieve schoudergordelbewegingen en eindstandig bij de passieve schouderbewegingen wijst op een aandoening van het acromioclaviculaire gewricht. De positieve Roostest duidt op een thoracic-outletsyndroom, veroorzaakt door een verkleining van de ruimte tussen clavicula en eerste rib. Tijdens elevatie van de arm komt de clavicula te vroeg in zijn eindstand waardoor de ruimte nog kleiner wordt.

Aanvullend onderzoek

Omdat er nog nooit een controlefoto is gemaakt, laten wij er alsnog een maken. Hierop is duidelijk te zien dat het mediale deel van de clavicula te hoog staat en dat er een puntvormig uitsteeksel is dat een deel van de m. trapezius omhoogdrukt. Het laterale deel van de clavicula staat echter te laag. Hierdoor is compressie van de vaat-zenuwstreng in de thoracic outlet goed te verklaren. Door de hoekstand van de clavicula is er een verkorting ontstaan die een abnormaal grote gewrichtsspleet van het acromioclaviculaire gewricht tot gevolg heeft.

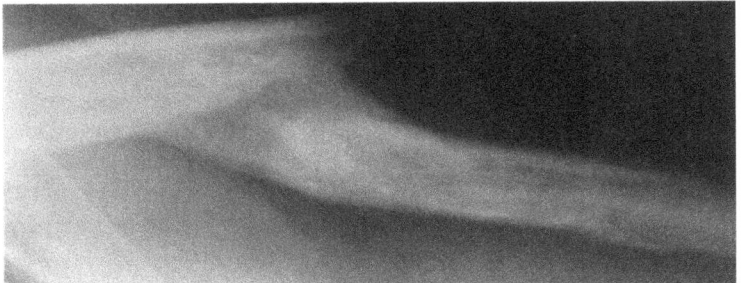

Figuur 7-2
Conventionele voor-achterwaartse röntgenopname toont een hoekstand van de linker clavicula. De verkorting die hiervan het gevolg is, veroorzaakt een abnormaal grote gewrichtsspleet van het acromioclaviculaire gewricht.

> **Diagnose**
>
> Thoracic-outletcompressiesyndroom en acromioclaviculair gewrichtsprobleem als gevolg van een gecompliceerde claviculafractuur.

Therapie

Eenmaal probeerden wij de mm. scaleni te rekken en de eerste rib naar caudaal te mobiliseren, met als doel de ruimte tussen clavicula en eerste rib te vergroten. Het resultaat was een bijna flauwvallende patiënt.

Conservatief-therapeutisch konden wij voor deze patiënt helaas niets doen en daarom verwezen wij hem naar een neuroloog die specifieke ervaring heeft met deze problematiek. Deze vond de diagnose thoracic-outletsyndroom 'onzin', maar stuurde patiënt wel naar de met hem samenwerkende chirurg, die geen heil zag in een operatieve behandeling: Hij achtte de kans groot dat de situatie zou verslechteren.

Voor een second opinion bezocht de patiënt een traumatoloog. Deze vermoedde dat het probleem psychosomatisch was en stuurde de patiënt weer naar huis.

Na een bezoek aan de huisarts die nu ook de positieve Roostest uitvoerde, werd patiënt doorverwezen naar een orthopedisch chirurg. Deze wilde enige bedenktijd maar besloot uiteindelijk toch te opereren. Er waren naar zijn zeggen twee opties:

1 De ongeveer 1,5 cm verkorte clavicula opnieuw breken en op lengte brengen. De orthopeed vond dit echter een tamelijk riskante ingreep.
2 Het distale uiteinde van de clavicula verwijderen ter behandeling van het acromioclaviculaire gewrichtsprobleem. De thoracic outlet inspec-

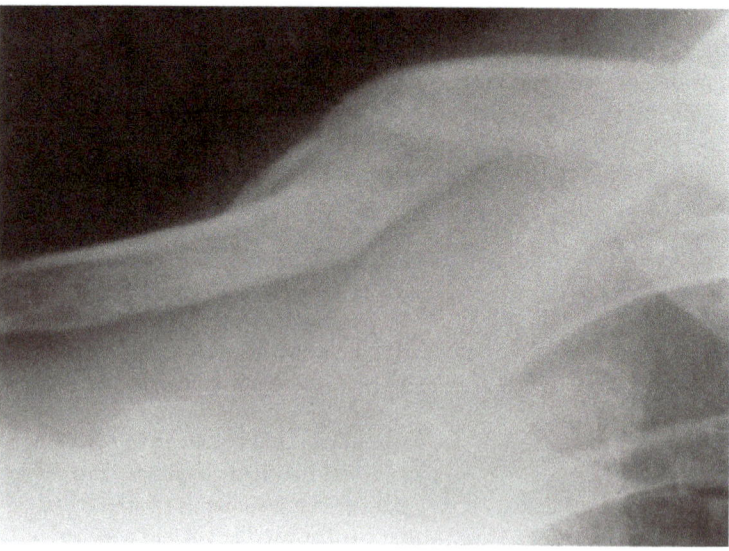

Figuur 7-3
Conventionele voor-achterwaartse röntgenopname toont dat de punt op de clavicula is verdwenen.

teren en eventueel aanwezig littekenweefsel verwijderen om ruimte te maken voor de vaat-zenuwstreng. Tevens de hinderlijke punt op de clavicula glad maken.

Ook de tweede optie was niet geheel zonder risico's, maar het leek wel de minst slechte oplossing.

De geplande duur van de operatie was anderhalf uur; dat werd vier uur. De vaat-zenuwstreng bleek vergroeid met, en omgeven door één grote massa littekenweefsel, die werd verwijderd. Tevens werd de punt op de clavicula gladgemaakt.

Follow-up

Het herstel verloopt zeer voorspoedig. Direct postoperatief is de oorspronkelijke pijn verdwenen. De kracht in de arm neemt bij bewegingen boven 60° onmiddellijk toe.

De postoperatief gemaakte röntgenfoto toont duidelijk dat het uitsteeksel op de clavicula verdwenen is. Elf dagen na de operatie zien wij patiënt weer: hij voelt zich herboren.

Inmiddels werkt hij weer, speelt volop hockey en is een tevreden man.

7a Addendum: thoracic-outletsyndroom

Patty Joldersma en Koos van Nugteren

Inleiding

Het thoracic-outletsyndroom, vaak afgekort met 'TOS', wordt ook wel het neurovasculaire compressiesyndroom van de schoudergordel genoemd. Hierbij is er sprake van inklemming (compressie) van de neurovasculaire bundel in de regio van het nek- en schoudergebied. Deze bestaat uit de plexus brachialis, de arteria subclavia en de vena subclavia. Compressie van deze structuren kan leiden tot verschillende stoornissen, die samen worden aangeduid met de term 'thoracic-outletsyndroom'. Een thoracic-outletsyndroom is dan ook geen specifieke aandoening op zich, maar meer een verzamelnaam van vele symptomen die te wijten zijn aan compressie van de neurovasculaire bundel in de 'thoracic outlet'.

Vroeger werd de naam van de aandoening gekoppeld aan de oorzakelijke factor van de compressie, zoals het scalenussyndroom (scalenus anticussyndroom), het costoclaviculair syndroom, het pectoralis minorsyndroom, het hyperabductiesyndroom en het halsribsyndroom. In 1956 hebben Peet et al.[1] al deze syndromen gebundeld onder de term 'Thoracic Outlet Syndroom'.[2]

Thoracic-outletsyndroom is een zeer controversiële klinische diagnose in de medische wereld.[3-5] Er bestaat namelijk geen algemeen geaccepteerde standaard om de diagnose 'thoracic-outletsyndroom' te kunnen stellen.[4] Dit geldt vooral voor het neurogene thoracic-outletsyndroom. Vaak wordt, bij moeilijk verklaarbare neurologische symptomen in de arm, ten onrechte de diagnose 'thoracic-outletsyndroom' gesteld.

Onderverdeling op grond van locatie van de compressie

De neurovasculaire bundel kan op drie verschillende plaatsen in het nek-schoudergebied gecomprimeerd raken. Deze compressieplaatsen zijn van mediaal naar lateraal:

Achterste scalenuspoort

De interscalenische driehoek ofwel de achterste scalenuspoort: ter hoogte van deze poort kunnen de plexus brachialis en/of de arteria subclavia gecomprimeerd worden. De zenuw en/of arterie wordt dan tussen de m. scalenus anterior en medius afgekneld. De vena subclavia loopt niet door deze poort en kan dus niet op deze locatie bekneld raken *(figuur 7a-1)*.

De costoclaviculaire tang

De costoclaviculaire 'tang': zowel de plexus brachialis, de arteria subclavia als de vena subclavia lopen door de costoclaviculaire ruimte. In dit gebied kan er dus compressie optreden van alle drie de structuren, in combinatie of geïsoleerd. Hierbij zit de vaatzenuwstreng bekneld tussen de eerste rib en het sleutelbeen.

De coraco-thoraco-pectorale poort

De coraco-thoraco-pectorale poort ofwel de subcoracoidale of subpectorale ruimte: deze doorgang bevindt zich onder de m. pectoralis minor.

De costoclaviculaire tang blijkt verreweg de meest voorkomende locatie te zijn van arteriële compressie.

> Demondion et al.[6] maakten MRI-opnamen van de drie hiervoor genoemde verschillende compressieplaatsen. Zij deden dit bij 35 asymptomatische personen en bij 54 patiënten die symptomen hadden van een thoracic-outletsyndroom. Zij vonden alleen een gemiddeld kleinere ruimte van de costoclaviculaire tang bij patiënten met thoracic-outletsyndroom. Deze vernauwing werd alleen gezien als de patiënt de arm in 130° elevatie hield. Ook niet-symptomatische personen vertoonden een vernauwing tijdens abductie maar deze was gemiddeld minder dan die bij patiënten.
>
> Kenmerkend voor patiënten met thoracic-outletsyndroom is het opwekken van symptomen tijdens het eleveren van de arm. Bij patiënten met een nekhernia ziet men dit gewoonlijk niet.
> Een opmerkelijke bevinding van het onderzoek was dat de coraco-thoraco-pectorale poort bij patiënten juist ruimer was dan die bij asymptomatische personen. Een verklaring hiervoor had men niet.

Onderverdeling op grond van de gecomprimeerde structuur

Men kan het thoracic-outletsyndroom onderverdelen in drie syndromen op basis van de gecomprimeerde structuren:
– Vasculaire of neurovasculaire thoracic outlet; hierbij is sprake van arteriële en/of veneuze obstructie, al of niet in combinatie met neurogene compressie en uitval. Circa 5% van de gevallen van thoracic-outletsyndroom is vasculair van aard.
– Undisputed (echte) neurogene thoracic outlet: hierbij is sprake van compressie van de spinale zenuw van C8 en Th1 en/of de truncus inferior. Deze aandoening is uiterst zeldzaam.[12] Slechts 1 tot 3% van alle

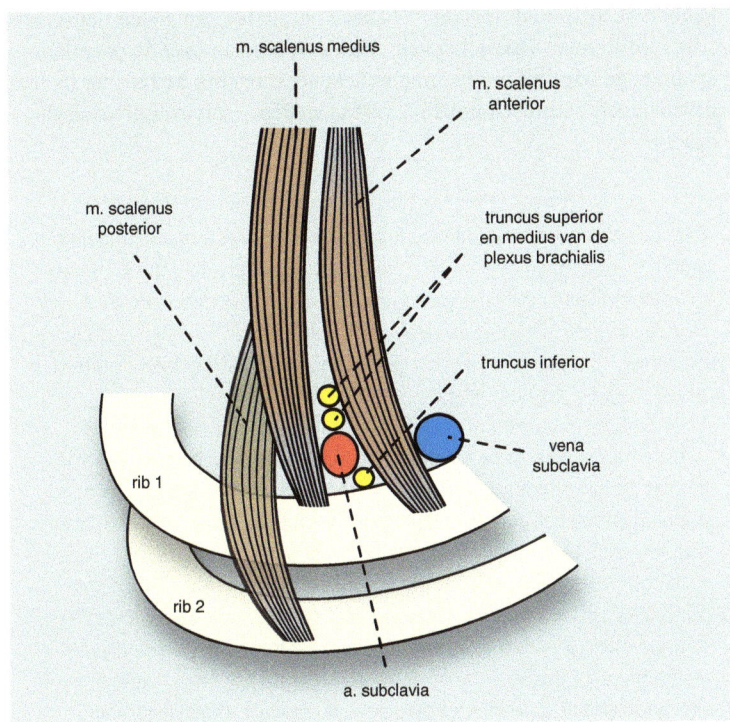

Figuur 7a-1
Vereenvoudigde weergave van de achterste scalenuspoort, aanzicht van lateraal: te zien zijn de arteria subclavia, de vena subclavia en de drie trunci van de plexus brachialis. De vena subclavia bevindt zich buiten de scalenuspoort, ventraal van de m. scalenus anterior.

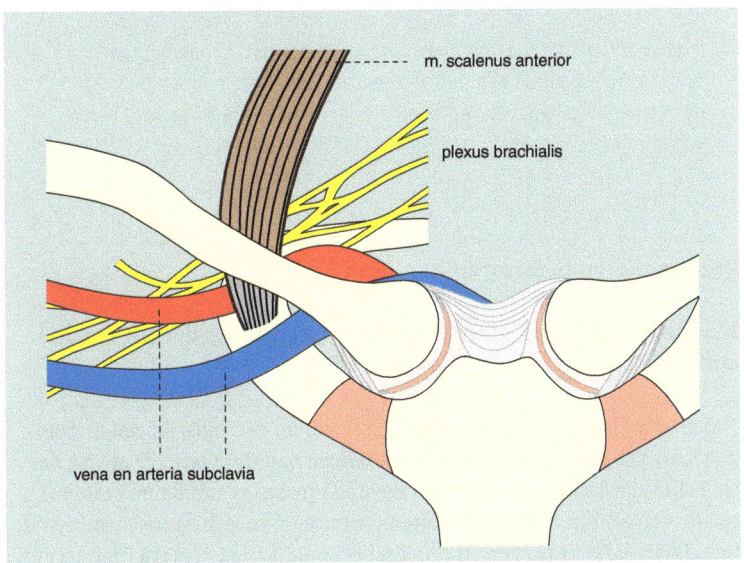

Figuur 7a-2
Vereenvoudigde weergave van de costoclaviculaire tang.

gevallen van thoracic-outletsyndroom betreft deze zuiver neurologische variant.[4]
- Disputed (omstreden) thoracic outlet ofwel de aspecifieke thoracic outlet. De meeste patiënten met een thoracic-outletsyndroom – 85 tot 95% –

hebben de 'disputed' variant.[4,5] Hierbij is sprake van alleen neurologische symptomen. Hoewel er vele theorieën bestaan over de oorzaken ervan, is de oorzaak in feite nog onbekend; mogelijk betreft het in veel gevallen een – klinisch moeilijk vast te stellen – cervicobrachiaalsyndroom.

Over het vóórkomen van de verschillende vormen van thoracic-outletsyndroom bestaat geen overeenstemming in de medische literatuur. Zo vermelden Sanders et al.[7] dat 90% van alle thoracic-outletsyndromen zuiver neurogeen is en circa 1% arterieel. Le Forestier et al.[12] melden echter dat het echte – undisputed – neurologische thoracic-outletsyndroom uiterst zeldzaam is en dat het overgrote deel dus vasculair van aard is.

Dit verschil in visie komt doordat veel patiënten met neurologische symptomen in de arm de diagnose thoracic-outletsyndroom krijgen zonder dat dit kan worden bevestigd; in feite is dus meestal sprake van een disputed (aspecifiek en omstreden) thoracic-outletsyndroom. Betrouwbare diagnostische testen ontbreken. De Roostest *(figuur 7a-4, 7a-5, 7a-6)* is als klinische test vermoedelijk nog het meest betrouwbaar.[8] Thoracic-outlettests hebben vaak vals-positieve uitslagen;[7,9] paresthesieën en veranderingen in pulsaties van de polsslagader treden tijdens de diverse testen namelijk ook vaak op bij asymptomatische personen. Dit leidt in veel gevallen ten onrechte tot de diagnose 'thoracic-outletsyndroom'.

Hoewel de diagnose neurogeen 'thoracic-outletsyndroom' vaak niet met zekerheid kan worden vastgesteld, wordt toch regelmatig operatief ingegrepen. Of dit zin heeft weet men niet, omdat bij nagenoeg alle onderzoeken naar de effecten van operaties controlegroepen ontbreken.[4] Retrospectief onderzoek van Bosma et al.[10] toont geen verschil tussen geopereerde patiënten en conservatief behandelde patiënten.

Predisponerende factoren

Het vermoeden bestaat dat verschillende factoren tegelijk een thoracic-outletsyndroom kunnen veroorzaken:[5]

Anatomische factoren Enkele predisponerende anatomische factoren: een halsrib, een te groot cervicaal processus transversus, anomalieën van de eerste rib of van de clavicula *(zie hoofdstuk 7)*, abnormale brede inserties van de m. scalenus medius en anterior, fibreuze banden, tumoren, te veel callusvorming na een claviculafractuur, een in een slechte stand genezen claviculafractuur.

Houdinggerelateerde oorzaken Een slechte houding van de schoudergordel, wat veelal te maken heeft met zwakke schoudermusculatuur en afhangende schouders veroorzaakt een depressie van de clavicula, wat weer leidt tot een verkleining van de costoclaviculaire ruimte.[11] Tevens kan een anteropositiestand van het hoofd leiden tot het thoracic-outletsyndroom omdat hierbij de origo van de mm.

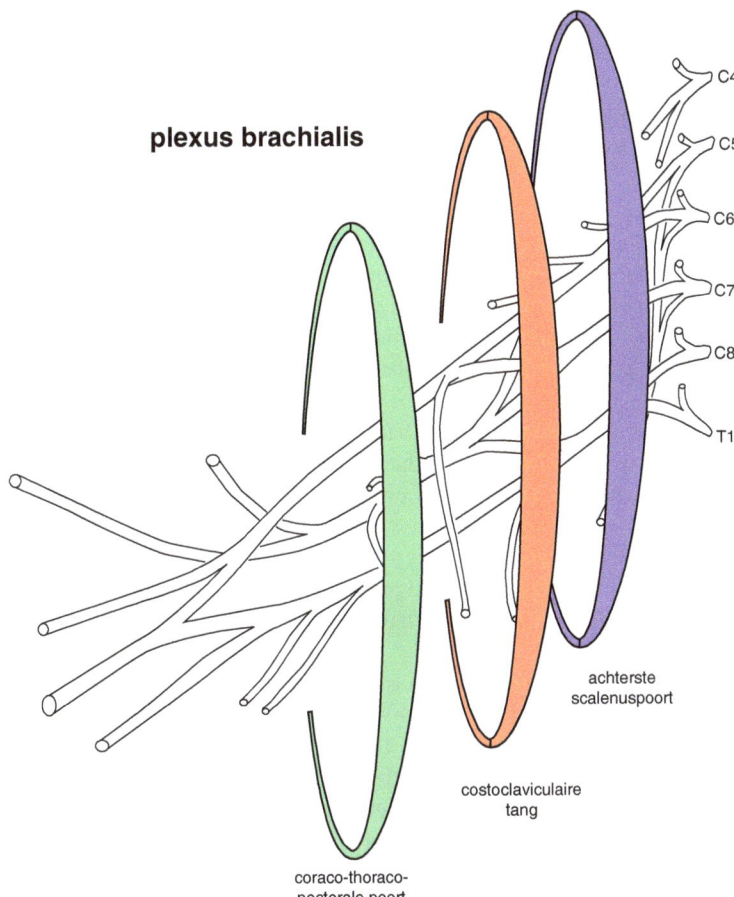

Figuur 7a-3
Locaties waar de plexus brachialis gecomprimeerd kan worden.

scaleni (aan de nekwervels) naar voren wordt getrokken, waardoor minder ruimte ontstaat tussen mm. scaleni en de eerste rib.[11] Personen die voor hun beroep uren achter elkaar dezelfde houding moeten aannemen, zoals data-invoerend personeel, telefonisten, bandwerkers, violisten, dwarsfluitisten, lopen een verhoogd risico.

Vasculair thoracic-outletsyndroom

Terwijl over het neurogene thoracic-outletsyndroom nog veel onduidelijkheid bestaat, is er wel overeenstemming over de vasculaire variant. Men maakt onderscheid tussen een arterieel en een veneus thoracic-outletsyndroom. Ook een combinatie hiervan is mogelijk. Bij forse compressie van de bloedvaten kan ook de plexus brachialis gecomprimeerd worden.

Arteriële symptomen

Een arterieel thoracic-outletsyndroom betreft een stenose (vernauwing) van de arteria subclavia op de plaats van de compressie. Gevolg is ischemie van de arm. Mogelijk optredende symptomen:
– Koude arm en hand.[7]
– Bleekheid van arm en hand.[7]
– Cyanose.
– Snelle vermoeidheid van arm en hand.
– Verlammende pijn bij belastende bezigheden, waarbij armen in *elevatie* gehouden moeten worden, zoals bij het ramen lappen, haren föhnen/kammen, vioolspelen, schilderen en dergelijke.
– Zwakkere pulsaties van de a. radialis in de pols.
– Pijn in de hand; zelden in de schouder of nek.[7]

Veneuze symptomen

– Zwelling (oedeem) van arm en hand.[7]
– Gespannen gevoel van arm en hand (door zwelling).
– Cyanotische hand (blauwverkleuring van de hand).[7]
– Pijn.
– Vermoeidheidsgevoel.
– Opzwelling van de oppervlakkige aders.[7]
– Paresthesieën in de vingers en hand.[7]

Zwelling van de arm met cyanose is een sterk bewijs voor een obstructie van de vena subclavia, trombotisch of niet-trombotisch. Pijn is vaak aanwezig, maar kan ook afwezig zijn. De zwelling van de arm die wordt gezien bij het veneuze thoracic-outletsyndroom, is geen kenmerk van een neurologisch of vasculair thoracic-outletsyndroom.

Paresthesieën in de vingers en hand zijn gebruikelijk bij het veneuze thoracic-outletsyndroom en ontstaan vaak secundair als gevolg van de zwelling van de hand en niet door zenuwcompressie.[7]

Neurogene symptomen

Als naast vasculaire compressie ook compressie van de plexus brachialis optreedt dan kan men naast pijn, ischemie of cyanose ook zuiver neurologische symptomen verwachten zoals tintelingen, gevoelsstoornissen en uitval van musculatuur. De upper limb tension test (*bijlage III*) ofwel ULTT is gewoonlijk positief. De upper limb tension test betreft een soort Lasèguetest voor de arm en is ook positief bij compressie elders in het verloop van de zenuw zoals ter plaatse van de cervicale wervelkolom.[7] Omdat de test erg sensitief is maar niet specifiek, is de test vaak vals-positief. Daarom kan men de test beter gebruiken om een thoracic-outletsyndroom uit te sluiten (in geval van een negatieve uitslag).

Non disputed neurogeen thoracic-outletsyndroom

Het echte (not disputed) neurogene thoracic-outletsyndroom is uiterst zeldzaam[5,12] en voor fysiotherapeuten klinisch nauwelijks van belang. De aandoening treft gewoonlijk vrouwen van jongvolwassen tot middelbare leeftijd.[13] Oorzaak is een fibreuze band die ontspringt van de processus transversus (of rudimentaire rib) van C7 en insereert aan de eerste rib. De spinale zenuw van C8 en Th1 wordt door deze band gecomprimeerd.

Symptomatologie

Neurologische symptomen die hierbij – geleidelijk – ontstaan zijn:
- Sensibiliteitsstoornissen van het Th1 en (in mindere mate) C8-dermatoom. Kenmerkend zijn de sensibiliteitsstoornissen van de mediale zijde van de onderarm, het innervatiegebied van de n. cutaneus antebrachii medialis *(zie bijlage VIII)*.
- In een veel later stadium:[5] verminderde kracht en atrofie van de musculatuur van pinkmuis en duimmuis.

Een dergelijke combinatie van symptomen wordt ook wel de Gilliatt-Sumnerhand genoemd, naar de personen die deze aandoening in 1970 beschreven.[14]

Therapie

Conservatief behandelen van het echte neurogene thoracic-outletsyndroom heeft weinig zin. Behandeling is operatief[15] en bestaat meestal uit het chirurgisch doorsnijden van de fibreuze band.

> Hoe lastig het is om de diagnose 'undisputed neurogeen thoracic-outletsyndroom' te stellen blijkt wel uit een publicatie van Dubuisson et al.[13]. Zij opereerden zeven patiënten met symptomen van een undisputed neurogeen thoracic-outletsyndroom. Drie patiënten hadden in het verleden voor dezelfde klacht een herniaoperatie ondergaan, één had een cervicale discusprothese, één kreeg voorheen een neurolyse ter plaatse van de cubitale tunnel in de elleboog, en één patiënt had een carpaletunnelsyndroom-operatie ondergaan.

Disputed (neurogene) thoracic-outletsyndroom

Het disputed neurogene thoracic-outletsyndroom is zoals de naam al zegt een dubieuze diagnose. Er bestaat geen diagnostisch middel dat de aandoening kan aantonen of uitsluiten. Toch bestaat het overgrote deel van de 'gediagnosticeerde' thoracic-outletsyndromen uit dit type. Men zou hierbij ook kunnen stellen dat een disputed neurogeen thoracic outletsyndroom een verzameling neurologische symptomen in de arm betreft waarbij men zenuwcompressie vermoedt ergens ter plaatse van de plexus brachialis. Het is echter goed mogelijk dat veel patiënten met de 'diagnose' *neurogeen thoracic-outletsyndroom* in werkelijkheid een *cervicale radiculopathie* hebben; opmerkelijk veel patiënten met een thoracic-outletsyndroom hebben in het verleden een nektrauma zoals een whiplash doorgemaakt.

De test van Roos

De test van Roos kan worden uitgevoerd bij een patiënt die men verdenkt van een thoracic-outletsyndroom. Het type thoracic-outletsyndroom is hierbij niet van belang.

Uitvoering: de patiënt zit of staat met de armen in 90° abductie en de ellebogen 90° gebogen. Vervolgens opent en sluit de patiënt de handen gedurende een minuut.* De test is positief als er aan de aangedane zijde symptomen optreden die horen bij het thoracic-outletsyndroom zoals blauwverkleuring, bleekheid, vermoeidheidsgevoel al of niet gecombineerd met neurologische symptomen.

Na uitvoering van de Roostest kan de onderzoeker palperen of de pulsaties van de radiale pols verminderd of verdwenen zijn. Als dit alleen aan de aangedane zijde het geval is, dan wordt de kans groter dat sprake is van een thoracic-outletsyndroom.

Aanvullende diagnostiek

Röntgenfoto De aanwezigheid van een halsrib, een hoger staande eerste rib, degeneratie van de cervicale wervelkolom, botabnormaliteiten zoals een non-union claviculafractuur en eersteribfractuur (met geassocieerde overmatige callusvorming), kan met conventioneel röntgenonderzoek van de CWK en thorax worden aangetoond.[16]

Differentiaaldiagnostiek

Men zal de volgende aandoeningen van het thoracic-outletsyndroom moeten onderscheiden:
– Cervicale radiculopathieën. In het algemeen wordt bij patiënten met het thoracic-outletsyndroom pijn geprovoceerd tijdens 'overhead' activiteiten terwijl patiënten met cervicale radiculopathie juist pijn hebben bij het naar beneden laten hangen van de arm.
– Perifere zenuwcompressie zoals: carpaletunnelsyndroom, cubitaletunnelsyndroom, radialetunnelsyndroom, pronatorteressyndroom.
– Neuralgische amyotrofie ofwel syndroom van Parsonage-Turner (neuritis van delen van de plexus brachialis).**
– Maligne tumoren van nek en longen zoals een Pancoasttumor (tumor van de longtop: *zie kader*).

---

* *Soms wordt in de literatuur een tijd van 2 of 3 minuten aangeraden; dit leidt echter tot meer vals-positieve uitslagen.*

** *Uitgebreide informatie over dit onderwerp is te vinden in twee eerder verschenen boeken van* Orthopedische casuïstiek: Valkuilen in de orthopedische diagnostiek, *hoofdstuk 8 en 8a, en* Onderzoek en behandeling van de schouder, *hoofdstuk 9 en 9a.*

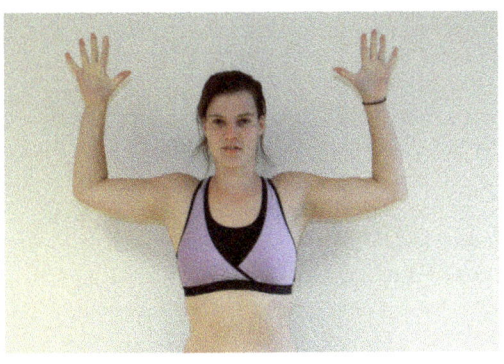
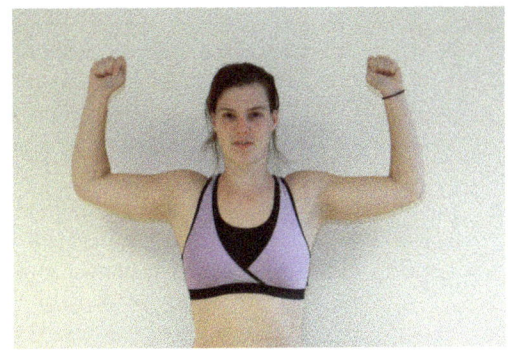

Figuur 7a-4 en 7a-5
Test van Roos; de handen zijn geopend.
Test van Roos; de handen zijn gesloten.

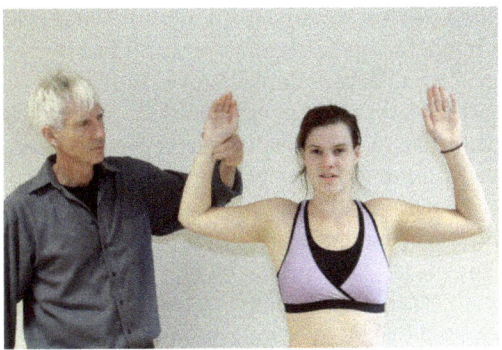

Figuur 7a-6
Palpatie van de pols.

– Arteriële insufficiëntie als gevolg van artherosclerose.
– Multiple sclerose (MS).
– Vasculitis.
– Complex regionaal pijnsyndroom (posttraumatische dystrofie).*
– Syndroom van Raynaud.**

---

* Uitgebreide informatie over dit onderwerp is te vinden in een eerder verschenen boek van Orthopedische casuïstiek: Valkuilen in de orthopedische diagnostiek, *hoofdstuk 1a*.
** Syndroom van Raynaud: *bleekheid of cyanose van vingers of tenen, meestal veroorzaakt door koude of emotie*.

Pancoasttumor

Een Pancoasttumor is een tumor van de longtop. De tumor kan door de long heen groeien en het onderste deel van de plexus brachialis aantasten.[17] Kenmerkend voor een Pancoasttumor is schouderpijn met uitstraling in de arm. Soms is sprake van krachtsverlies van musculatuur die door de n. ulnaris wordt geïnnerveerd. Pijn is niet of nauwelijks bewegingsafhankelijk en vaak ook 's nachts aanwezig. Als bovenstaande symptomen aanwezig zijn dient men – vooral bij rokers – rekening te houden met deze ernstige aandoening.

Therapie

De behandeling van een thoracic-outletsyndroom is in alle gevallen gericht op het vergroten van de ruimte voor de vaatzenuwstreng. Dit kan in sommige gevallen operatief gebeuren of – meestal – conservatief.

Talloze conservatieve methoden worden toegepast maar van geen enkele bestaat gedegen bewijs dat het helpt. Dit komt doordat er nauwelijks gerandomiseerd onderzoek met controlegroepen beschreven is. *Niet-gerandomiseerd* onderzoek toont overigens tamelijk goed resultaat van conservatief beleid, ook in vergelijking met operatieve behandeling[5]. De beste resultaten worden gevonden bij:
– Actief beleid bestaande uit dagelijkse oefeningen en aerobe training.[19]
– Houdingsinstructies met eventuele corrigerende maatregelen op de werkvloer. Tapetechnieken kunnen helpen bij het eleveren van de schouder.

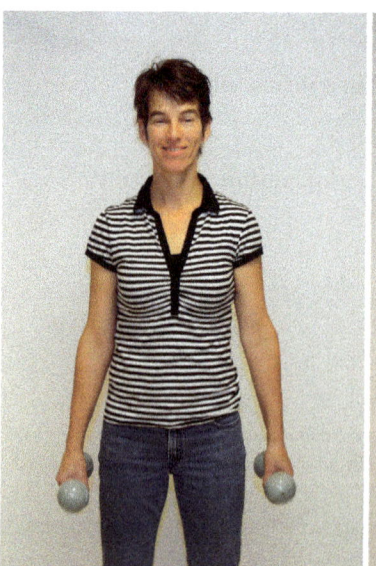 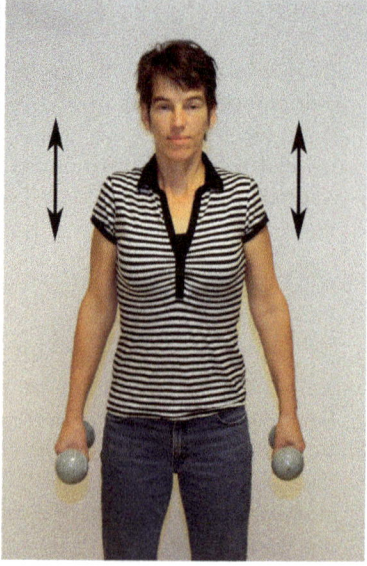

Figuur 7a-7 en 7a-8
Schouderelevatieoefeningen met dumb-bells in de handen.

Mogelijkheden voor oefeningen:
- Schouderelevatieoefeningen met gebruikmaking van dumb-bells in de handen:[18] vijf tellen de schouders optrekken en weer loslaten: 20 herhalingen, vijfmaal per dag (figuur 7a-7, 7a-8).
- Spierversterkende oefeningen voor nek-, schouder- en schouderbladspieren.
- Oefeningen voor de nek ter vermindering van de anteropositie van het hoofd: het intrekken van de kin wordt als oefening uitgevoerd.
- Rekoefeningen voor diverse schouderspieren zoals de pectoralis minor, mm. scaleni en de levator scapulae.[19]
- Mobiliserende oefeningen voor de cervicale wervelkolom.

Literatuur

1 Peet RM, Henriksen JD, Anderson TP, Martin GM. Thoracic outlet syndrome: evaluation of a therapeutic exercise program. Proc Staff Meet Mayo Clin. 1956 May 2;31(9):281-7.
2 Urschel HC, Kourlis H. Thoracic outlet syndrome: a 50-year experience at Baylor University Medical Center. Proc (Bayl Univ Med Cent). 2007 Apr; 20(2):125-35.
3 Huang JH, Zager EL. Thoracic outlet syndrome. Neurosurgery. 2004 Oct; 55(4):897-902; discussion 902-3.
4 Povlsen B, Belzberg A, Hansson T, Dorsi M. Treatment for thoracic outlet syndrome. Cochrane Database Syst Rev. 2010 Jan 20;(1):CD007218.
5 Vanti C, Natalini L, Romeo A, Tosarelli D, Pillastrini P. Conservative treatment of thoracic outlet syndrome. A review of the literature. Eura Medicophys. 2007 Mar;43(1):55-70.
6 Demondion X, Bacqueville E, Paul C, Duquesnoy B, Hachulla E, Cotten A. Thoracic outlet: assessment with MR imaging in asymptomatic and symptomatic populations. Radiology. 2003 May;227(2):461-8.
7 Sanders RJ, Hammond SL, Rao NM. Diagnosis of thoracic outlet syndrome. J Vasc Surg. 2007 Sep;46(3):601-4.
8 Howard M, Lee C, Dellon AL. Documentation of brachial plexus compression (in the thoracic inlet) utilizing provocative neurosensory and muscular testing. J Reconstr Microsurg. 2003 Jul;19(5):303-12.
9 Plewa MC, Delinger M. The false-positive rate of thoracic outlet syndrome shoulder maneuvers in healthy subjects. Acad Emerg Med. 1998 Apr;5(4): 337-42.
10 Bosma J, van Engeland MI, Leijdekkers VJ, Vahl AC, Wisselink W. The influence of choice of therapy on quality of life in patients with neurogenic thoracic outlet syndrome. Br J Neurosurg. 2010 Oct;24(5):532-6.
11 Watson LA, Pizzari T, Balster S. Thoracic outlet syndrome part 1: clinical manifestations, differentiation and treatment pathways. Man Ther. 2009 Dec;14(6):586-95.
12 Le Forestier N, Mouton P, Maisonobe T, Fournier E, Moulonguet A, Willer JC, Bouche P. [True neurological thoracic outlet syndrome]. Rev Neurol (Paris). 2000 Jan;156(1):34-40.

13 Dubuisson A, Nguyen Khac M, Scholtes F, Racaru T, Kaschten B. [Gilliatt-Sumner hand or true neurogenic thoracic outlet syndrome. A report on seven operated cases.]. Neurochirurgie. 2011 Feb;57(1):9-14.
14 Gilliatt RW, Le Quesne PM, Logue V, Sumner AJ. Wasting of the hand associated with a cervical rib or band. J Neurol Neurosurg Psychiatry. 1970 Oct;33(5):615-24.
15 Tender GC, Thomas AJ, Thomas N, Kline DG. Gilliatt-Sumner hand revisited: a 25-year experience. Neurosurgery. 2004 Oct;55(4):883-90.
16 Abdul-Jabar H, Rashid Abbas, Lam Francis. Thoracic Outlet Syndrome. Orthopaedics and Trauma. 2009 Febr; vol:23, iss:1 pg:69-73.
17 Wolters EC, Groenewegen HJ. Neurologie. Houten/Diegem: Bohn Stafleu van Loghum, 2001. Blz 320-321.
18 Kenny RA, Traynor GB, Withington D, Keegan DJ. Thoracic outlet syndrome: a useful exercise treatment option. Am J Surg. 1993 Feb;165(2):282-4.
19 Novak CB, Collins ED, Mackinnon SE. Outcome following conservative management of thoracic outlet syndrome. J Hand Surg Am. 1995 Jul;20(4): 542-8.

8 Nekpijn bij een reumapatiënte van 57 jaar

Geert Mahieu

Al van jongs af leefde deze vrouw met reuma. De typische afwijkingen aan onder andere pols, hand en vingers waren dan ook zeer uitgesproken aanwezig. De pijn die hiermee gepaard ging werd medicamenteus behandeld. De reumatoloog had haar al vaak naar eventuele nekklachten gevraagd. Op haar vraag waarom hij dat steeds vroeg, had hij geantwoord dat er mogelijk problemen in de nek konden ontstaan ten gevolge van de reuma. Als dit zo was, moest ze dat melden, zodat zij dit verder door een orthopeed kon laten nakijken.

Sinds meerdere maanden was er nu inderdaad een toename van de nekklachten. De pijn begon vanuit de hoog cervicale wervelkolom en straalde uit naar de achterzijde van het hoofd; er was dus ook sprake van hoofdpijn. Af en toe had ze het gevoel een 'black-out' te krijgen bij bepaalde bewegingen van het hoofd, vooral bij flexie. Patiënte had enige moeite met lopen maar er waren geen tekenen van spasticiteit of verlies van controle over anale sfincter of blaas. Er waren ook geen coördinatiestoornissen.

De woorden van de behandelende reumatoloog indachtig zocht ze de orthopeed op.

Status praesens

Patiënte heeft vooral invaliderende hoogcervicale pijn die gepaard gaat met onhoudbare hoofdpijn. Af en toe heeft ze naar eigen zeggen een 'black-out' doch dit komt niet consistent voor. Er zijn verder geen neurologische symptomen.

Inspectie

Patiënte heeft ter hoogte van meerdere gewrichten specifieke kenmerken van reumatoïde artritis.

Functieonderzoek

- Vooral de cervicale rotatie is pijnlijk beperkt in beide richtingen.
- Hoewel cervicale flexie als zodanig mogelijk is, geeft dit voor patiënte een vreemd gevoel dat ze niet nader kan omschrijven.
- Cervicale extensie is pijnlijk.
- Het gangpatroon verliep gestoord, maar dit was vanwege knieproblematiek.

Neurologisch onderzoek

Het neurologisch onderzoek is normaal. Er is een normale gevoeligheid, motoriek en kracht en geen teken van hyperreflexie in de bovenste en onderste ledematen.

Aanvullend onderzoek

Radiografie

Er werden flexie-extensieopnamen gemaakt die duidelijk de atlantodentale verhoudingen weergeven in de profielopname *(figuur 8-1)*.* In extensie bedraagt de ADI** ongeveer 3,4 mm. In flexie bedraagt deze afstand 13,2 mm. Het betreft dus een verschil van 9,8 mm. Dit wordt een atlantoaxiale subluxatie (AAS) genoemd. Bovendien is er ook een duidelijke anterolisthesis te zien van C2 ten opzichte van C3 *(figuur 8-1)*.

Figuur 8-1
De conventionele röntgenfoto toont duidelijk de atlantodentale afstanden (zwarte pijlen) en de anterolisthesis van C2 ten opzichte van C3 (witte lijnen).

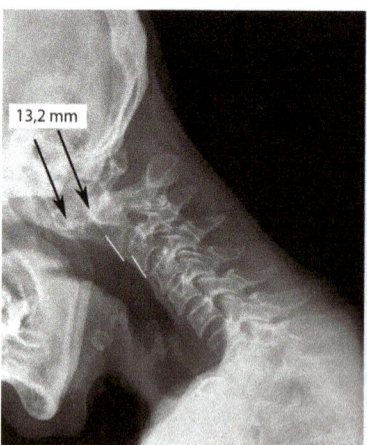 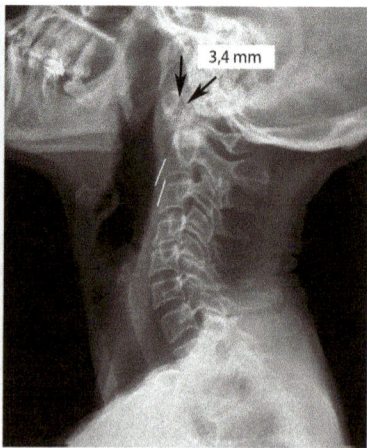

---

* Profielopname = laterale opname.
** ADI: Atlas-Dens Interval.

CT-scan

Deze toont nog beter de destructie van het C2-C3-facetgewricht evenals de aangetaste C1-C2-facetgewrichten *(figuur 8-2)*.

MRI-scan

Met de MRI willen we vooral nakijken of er pannusweefsel* is gevormd en of er een myelomalacie aanwezig is door eventuele ruggenmergcompressie. Dit is echter niet het geval, wat al vermoed werd op basis van het klinisch onderzoek (normale gang, geen hyperreflexie, geen coördinatiestoornissen).

Deze vrouw werd ingedeeld als Ranawat I volgens de Ranawatclassificatie.[1]**
- Class I – geen neurologische symptomen.
- Class II – subjectieve zwakte, dysesthesie en hyperreflexie.
- Class IIIA – objectieve zwakte en langebaantekens, patiënt is nog wel ambulant.***
- Class IIIB – objectieve zwakte en langebaantekens, patiënt is niet ambulant.

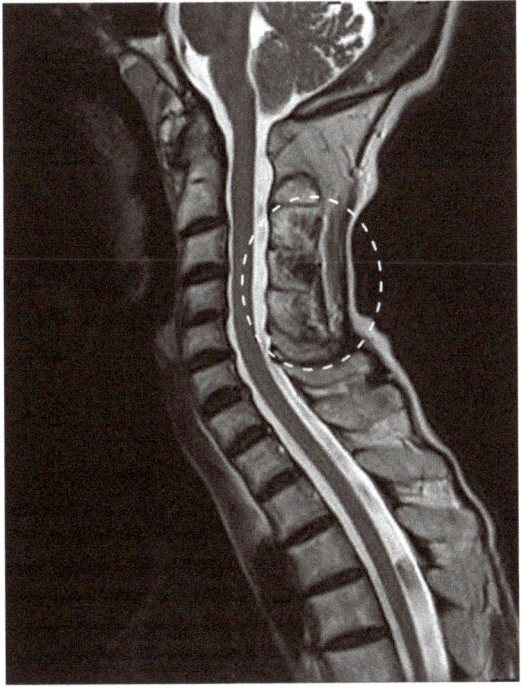

Figuur 8-2
De CT-scan toont de destructie van het C2-C3-facetgewricht evenals de aangetaste C1-C2-facetgewrichten.

---

* Pannusweefsel: bij reumapatiënten kan zich granulatieweefsel ophopen op de overgang van kapsel naar bot. Dit zogeheten pannusweefsel is schadelijk voor kraakbeen en bot.
** Ranawatclassificatie: classificatiesysteem om de mate van myelopathie weer te geven.
*** Ambulant = niet bedlegerig.

> **Diagnose**
>
> Reumatische atlantoaxiale anterieure* subluxatie (AAS).

Therapie

Er werd met deze patiënte uitvoerig gesproken over de verschillende opties. De invaliderende pijn enerzijds, de jonge leeftijd anderzijds en daarenboven het dreigende gevaar van een acute of chronische myelopathie op latere leeftijd hebben ertoe geleid dat zij koos voor de optie om zich heelkundig te laten behandelen.

Wij hebben gekozen voor een fixatie van C1-C3 via een posterieur laminair haaksysteem. Er zijn verschillende manieren om deze fixatie te realiseren. Deze methoden zorgen ervoor dat de drie wervels één geheel zullen vormen door ze beenderig aan elkaar te laten vastgroeien in een correcte stand. De reden om voor een sublaminair haaksysteem te kiezen is de aanvaardbare complexiteit van de ingreep, samen met een voldoende grootte van diameter van het ruggenmergkanaal (SAC).** De reden waarom we ons niet hebben beperkt tot het fixeren van C1 aan C2 is de anterolisthesis op C2-C3 tijdens de flexie-opnamen. Vandaar de C1-C3-fusie.

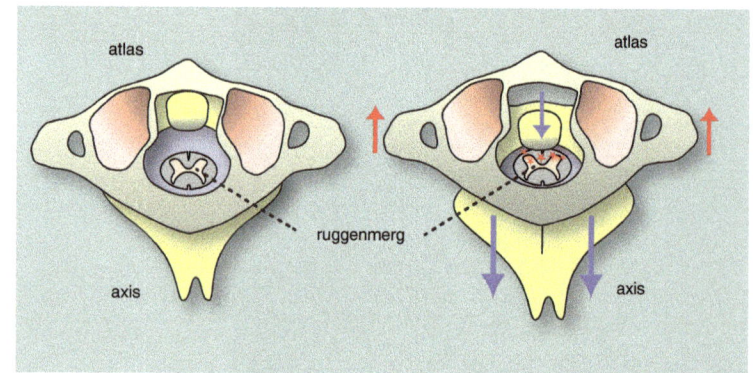

Figuur 8-3
Vereenvoudigde weergave van een atlantoaxiale subluxatie: het wervelkanaal wordt hierbij in voor-achterwaartse richting kleiner zodat het erdoorheen verlopende ruggenmerg kan worden gecomprimeerd.

Bespreking

Met behulp van flexie-extensieradiografieën kan men de anterieure atlantoaxiale subluxatie (AAS) meten: de afstand van de voorrand van de dens en de achterrand van de arcus anterior van de atlas, wordt de ADI (atlasdensinterval) genoemd (*figuur 8-4*). Wanneer er een *verschil* is van de ADI in

---

* *De term anterieure heeft hier betrekking op de atlas die naar anterieur subluxeert ten opzichte van de axis.*
** *SAC = space available for the cord* (zie figuur 0-9).

flexie en de ADI in extensie van meer dan 3 mm, dan is er sprake van instabiliteit. Het CT-scanonderzoek laat toe een meer gedetailleerd beeld te vormen over eventuele erosie van de dens en zal ook de destructie van de facetgewrichten beter in beeld brengen. Met MRI-onderzoek kan een eventuele myelomalacie worden opgemerkt maar ook de bijdrage van weke delen aan compressie van het ruggenmerg, bijvoorbeeld door de aanwezigheid van pannusweefsel.

De behandeling van deze AAS is conservatief of heelkundig. De conservatieve behandeling bestaat uit het dragen van een halskraag die ervoor zorgt dat het hoofd niet te veel in flexie wordt gebracht. Omwille van het ongemak wordt deze behandeling bij jonge mensen niet vaak toegepast. Het spreekt voor zich dat manipulaties van de cervicale wervelkolom hier gecontra-indiceerd zijn en zelfs levensgevaarlijk zijn!

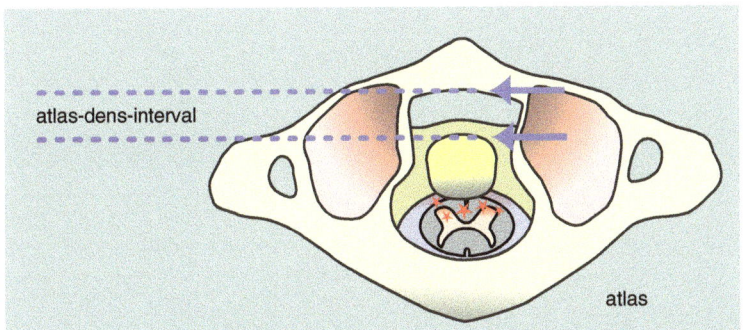

Figuur 8-4
Deze illustratie toont de afstand tussen de achterrand van de arcus anterior van de atlas en de voorzijde van de dens. Deze afstand wordt de atlas-densinterval genoemd.

Gezien de betere resultaten bij een tijdig ingrijpen (zeker voor Ranawat IIIB) wordt er dan ook vaker overgegaan tot een heelkundige behandeling vanaf het moment dat er aan een aantal criteria wordt voldaan. Zo is men het erover eens dat bij progressief optredende symptomen en/of bij een atlantoaxiale subluxatie met een ADI van meer dan 9 mm, een heelkundig ingrijpen aangewezen is. Immers wanneer er reeds een myelopathie aanwezig is met bijhorende symptomatologie wordt de kans op irreversibele symptomen groter, ook na heelkunde.

De ingreep zelf wordt goed verdragen door het merendeel van de patiënten. Vooral het gebruik van nieuwere technieken om de wervels aan elkaar te fixeren maakt dat de kans op een daadwerkelijke fusie is toegenomen. Aangezien het om een hoogcervicale fusie gaat is de rotatie van het hoofd na de ingreep wel beperkt, wat veel minder het geval is voor de flexie-extensiebeweging.

Literatuur

1 Ranawat CS, O'Leary P, Pellicci P, et al. Cervical fusion in rheumatoid arthritis. J Bone Joint Surg Am. 1979; 61:1003-10.

9 Nekpijn na een auto-ongeluk bij een 17-jarig meisje

Geert Mahieu

Een 17-jarig meisje werd op een vrijdagavond met de auto opgehaald om naar de film te gaan met een aantal vrienden. Kort nadat ze waren vertrokken vloog de auto uit de bocht en kwam op zijn dak terecht, met alle vier de passagiers erin. Het meisje dat vooraan zat als passagier voelde daarbij vrijwel onmiddellijk een hevige pijnscheut in de nek. Ze werd met een harde halskraag per ambulance vervoerd naar de dienst spoedgevallen van het plaatselijke ziekenhuis. Daar werd ze klinisch onderzocht door de spoedarts die besloot de cervicale wervelkolom röntgenologisch te onderzoeken. De röntgenfoto's toonden volgens de dienstdoende arts geen bijzonderheden en de diagnose van een whiplashletsel werd gesteld.

De vader van het meisje, die ook arts is, was op dat moment in Amerika. Hij werd op de hoogte gebracht en temeer omdat zijn dochter af en toe pijn voelde in de rechterarm drong hij telefonisch aan op het nemen van een CT-scan. Dit gebeurde onmiddellijk maar zowel de radioloog als de spoedarts vond wederom geen bijzonderheden. De patiënte werd huiswaarts gestuurd met een zachte halskraag en een verwijzing voor fysiotherapie. Zij had een whiplash en zou snel weer beter zijn door de fysiotherapie.

Het weekend ging voorbij maar de pijn bleef, werd zelfs erger en ook de pijn in de arm was nog steeds onrustwekkend voor de familie van de patiënte. Ze gingen dan maar op eigen initiatief naar de orthopeed.

Status praesens

Patiënte heeft forse pijn in de nek en kan slechts beperkt pijnloos bewegen met het hoofd. Wanneer ze het hoofd echter goed ondersteunt en fixeert, heeft ze vrijwel geen pijn. Bij bepaalde bewegingen voelt zij ook een scherpe pijn in de rechterarm.

Inspectie

Patiënte houdt haar hoofd in een wat gefixeerde positie. Zij beweegt met de romp en vermijdt elke beweging in de nek wanneer ze met je praat. Ze heeft een 'onzeker gevoel' wanneer we de halskraag verwijderen.

Functieonderzoek

Vooral omdat patiënte pijn heeft in de rechterarm en er röntgenfoto's beschikbaar zijn, worden deze eerst bekeken alvorens haar verder te onderzoeken. Omdat wij, in tegenstelling tot de spoedarts en de geraadpleegde radioloog, wel specifieke afwijkingen zien, zowel op de röntgenfoto's als op de CT-scan, wordt er afgezien van een functieonderzoek.

Neurologisch onderzoek

Het neurologisch onderzoek is normaal als patiënte haar hoofd gefixeerd kan houden. Als ze dit niet doet, voelt ze een scherpe pijn in de rechterarm die snel weer verdwijnt als ze haar hoofd naar eigen zeggen in de 'veilige positie' brengt. Er is geen krachtsverlies maar wel een tintelend gevoel kort nadat de pijn wegtrekt.

Aanvullend onderzoek

Radiografie Op de röntgenfoto is te zien dat er een kyfosering is op niveau C5-C6 *(figuur 9-1: rode lijnen)*. Bovendien zien we dat de aflijning van de facetgewrichten een afwijking vertoont *(figuur 9-1: groene cirkel)*. Ook de interspinale afstand* tussen de processus spinosus C5 en C6 is vergroot *(figuur 9-1: gele pijl)*. Verder is er op de AP-opname een duidelijke rotatieafwijking te zien: er is sprake van een onderbroken lijn wanneer de doornuitsteksels met elkaar worden verbonden *(figuur 9-2: rode lijnen)*. Deze afwijkingen zijn zeer suggestief voor een (sub)luxatie van de facetgewrichten van C5 ten opzichte van C6.

CT-scan Het aanvullend CT-scanonderzoek bevestigt de radiografische bevindingen (kyfose en toename interspinale afstand: *figuur 9-3*). Zeker op de laterale beelden van de sagittale reconstructies is er een duidelijke verstoring van de normale verhoudingen van de facetgewrichten te zien *(figuur 9-4)*. Het is vanaf nu echt duidelijk dat het gaat om een rotatoire subluxatie van C5-C6.

Omdat patiënte zich presenteert met dit letsel en de desbetreffende symptomatologie wordt besloten een aanvullende MRI-scan te maken. Dit is nodig om de wekedelenpathologie verder te evalueren. Als er immers een geassocieerde discushernia zou zijn moeten we dit weten alvorens de geluxeerde wervelkolom te reduceren. Tijdens deze reductie kan een discushernia problemen van ruggenmergcompressie veroorzaken. Daarom

---

* *Interspinale afstand: de afstand tussen twee doornuitsteeksels op de profielopname.*

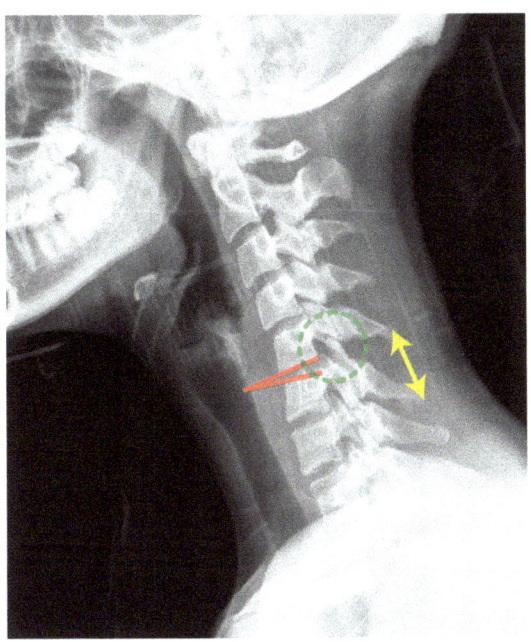

Figuur 9-1
De conventionele laterale röntgenfoto toont op niveau C5-C6: kyfosering (rode lijnen), een afwijking in de aflijning van de facetgewrichten (groene cirkel) en een vergroting van de interspinale afstand (gele pijlen).

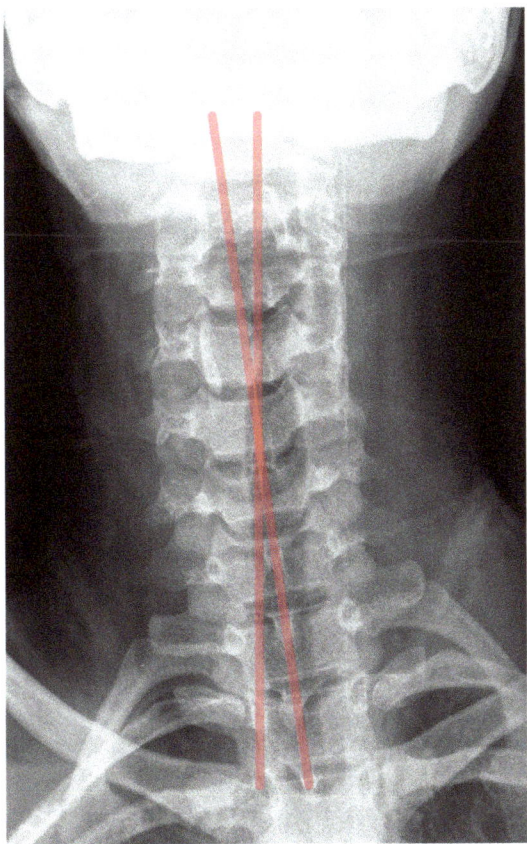

Figuur 9-2
Een duidelijke rotatieafwijking is zichtbaar op de AP opname: er is namelijk een onderbroken lijn te zien als de doornuitsteeksels met elkaar worden verbonden (rode lijn).

Figuur 9-3
Het aanvullend CT-scanonderzoek bevestigt de radiografische bevindingen: kyfose (stippellijn) en toename interspinale afstand van C5-C6 (pijl).

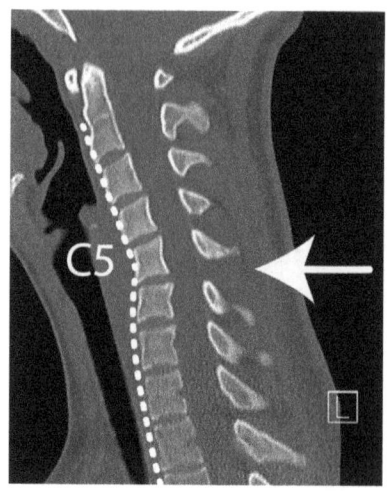

Figuur 9-4
De laterale beelden van de sagittale reconstructies tonen een duidelijke verstoring van de normale verhoudingen van de facetgewrichten C5-C6 (pijl).

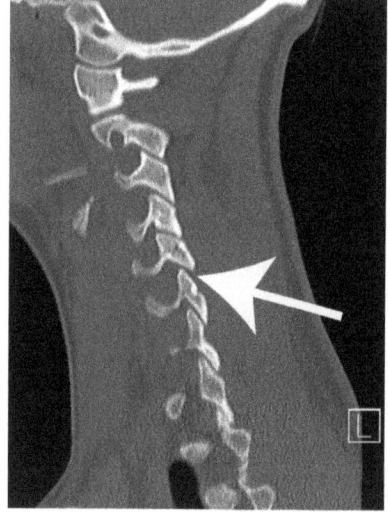

moet een eventuele hernia eerst heelkundig verwijderd worden alvorens te reduceren.

MRI-scan Op de MRI zien we duidelijk het oedeem posterieur tussen de doornuitsteeksels alsook de modic veranderingen* ter hoogte van C6 (*figuur 9-5*). Er is geen hernia aanwezig noch tekens van myelomalacie.

---

* *Modic veranderingen: veranderingen in MRI-signaalintensiteit in wervellichamen rondom de eindplaten aan weerszijden van de disci. Dit kan wijzen op botoedeem, (vettige) degeneratie of sclerose.*

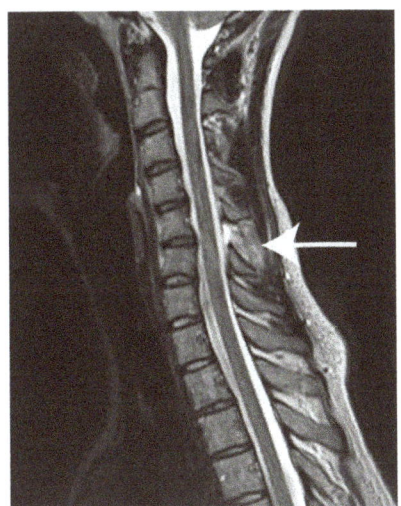

Figuur 9-5
Op de MRI-opname zien we duidelijk oedeem posterieur tussen de doornuitsteeksels (pijl) en de modic veranderingen ter hoogte van C6.

Diagnose

Rotatoire subluxatie C5-C6.

Therapie

De eerste stap in de behandeling van dit letsel is het aanbrengen van een harde halskraag. Wanneer de letsels (in dit geval dus een rotatoire subluxatie) gedefinieerd zijn is een verdere behandeling mogelijk. Deze patiënte kan alleen geholpen worden met een heelkundige ingreep (reductie plus fixatie). In dit geval kiezen we voor een anterieure toegangsweg. De discus wordt eerst weggenomen waarna reductie onder narcose wordt verkregen. Daarna wordt er een intersomatische autograft* geplaatst met een plaatosteosynthese tussen C5-C6 (*figuur 9-6*).

Follow-up

Patiënte revalideert zeer vlot en heeft geen armpijn meer. Wel houdt ze een zekere interscapulaire stijfheid over kort na de ingreep, maar die verdwijnt na enkele weken.

Bespreking

Niet elke vorm van nekklachten na een ongeval is te definiëren als een whiplashletsel. Als je rekening houdt met het type ongeluk, en luistert naar de klachten waarbij er armpijn aanwezig is, mag je terecht stellen dat

---

* Het plaatsen van een intersomatische autograft: lichaamseigen bot wordt tussen de wervellichamen aangebracht.

Figuur 9-6
De postoperatief genomen laterale en AP-röntgenfoto tonen de intersomatische autograft en de plaatosteosynthese tussen C5 en C6.

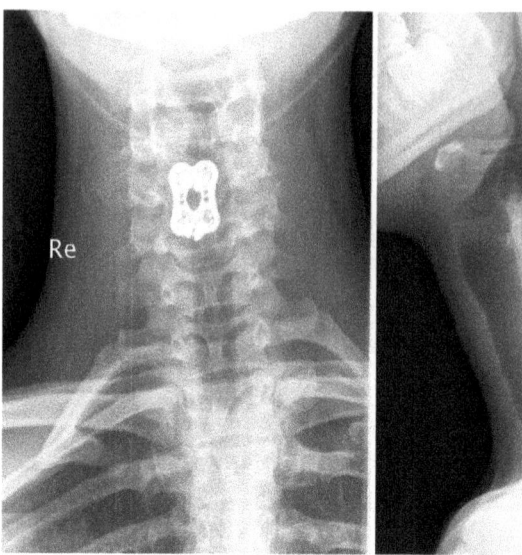

er een belangrijk letsel ter hoogte van de nek aanwezig is, tot het tegendeel wordt bewezen. Onmiddellijke stabilisatie van de wervelkolom tot verder klinisch en radiologisch onderzoek is dan ook aangewezen. Radiografische opnamen kunnen al vele letsels aantonen, zij het soms op een indirecte manier. Bij een klinisch verdachte situatie en bij twijfel is aanvullend onderzoek met CT- en/of MRI-scan aangewezen.

Bij het bekijken van een radiografische opname is het op de AP-opname belangrijk dat alle doornuitsteeksels in dezelfde richting wijzen. Ook een lijn die vertrekt van C2 over de anterieure cortex van het wervellichaam naar C7 moet ononderbroken verlopen. Als de facetgewrichten op elk niveau congruent verlopen en de interspinale afstanden overal gelijkmatig zijn mag je meestal gerust zijn voor wat betreft de laagcervicale wervelkolom (C3-C7).

Hoewel het letsel overduidelijk zichtbaar is op de radiografische opnamen zijn er toch verschillende stadia gepasseerd alvorens de diagnose duidelijk werd. Het spreekt voor zich dat een fysiotherapeutische behandeling, zoals voorgesteld door de spoedarts, fataal had kunnen aflopen. Daarom moet ook de fysiotherapeut/kinesitherapeut op de hoogte zijn van het bestaan van deze letsels. Alarmtekens zijn dan ook de apprehension en/of pijn van de patiënt bij mobilisatie van de wervelkolom. Zeker als er pijn in de arm(en) wordt ervaren moet de fysiotherapeut dit (h)erkennen als een rodevlagsymptoom, en doorverwijzen naar een orthopeed, gespecialiseerd in wervelkolomchirurgie.

In geval van een luxatie is reductie *en* fixatie noodzakelijk. Voor de *reductie* is een heelkundig ingrijpen als zodanig niet noodzakelijk.* Omdat

---

* Alleen reductie (zonder fixatie) gebeurt conservatief door middel van tractie met progressieve gewichtstoename en regelmatige röntgenologische controle, totdat de reductie volledig is.

bij dit soort letsels echter ook ligamentaire rupturen bestaan is een heelkundige fixatie noodzakelijk. De stabiliteit in de cervicale wervelkolom wordt immers vooral bepaald door de intacte ligamentaire structuren. Bemerk hier in deze casus de afwezigheid van beenderige letsels. Naast een facetluxatie waren de discus anterieur alsook de interspinale ligamenten volledig gescheurd. Dit letsel moet men dus beschouwen als een driekolommenletsel (*zie kader*) en is per definitie instabiel. Vandaar ook de operatieve fixatie. De operatie kan via anterieure of posterieure toegangsweg, afhankelijk van het type letsel.

Het driekolommenmodel

Bij het driekolommenmodel van Denis[1,2] wordt de wervelkolom ingedeeld in een voorste kolom, middelste kolom en een achterste kolom.
- De voorste kolom bestaat uit het ligamentum longitudinale anterius en het voorste twee derde deel van de wervel en discus.
- De middelste kolom bestaat uit het ligamentum longitudinale posterius en het achterste derde deel van wervel en discus.
- De achterste kolom bestaat uit de wervelbogen, ligamentum interspinale, ligamentum flavum en de gewrichtskapsels.

Literatuur

1 Denis F. The three column spine and its significance in the classification of acute thoracolumbar spinal injuries. Spine (Phila Pa 1976). 1983 Nov-Dec;8(8): 817-31.
2 Denis F. Spinal instability as defined by the three-column spine concept in acute spinal trauma. Clin Orthop Relat Res. 1984 Oct;(189):65-76.

Bijlage I
Functieonderzoek van de cervicale wervelkolom

Bewegingsbeperkingen volgens een capsulair patroon wijzen op artrose/artritis.

Gelijkzijdige bewegingsbeperkingen van rotatie en lateroflexie wijzen op discogene problematiek.

Capsulair patroon van de nek:
- De extensie is het meest beperkt.
- Dan volgen rotatie en lateroflexie in gelijke mate.
- Het minst beperkt is de flexie.

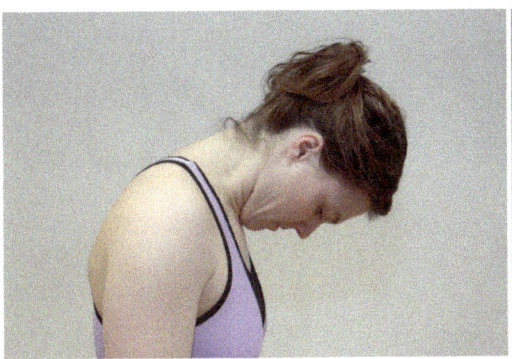 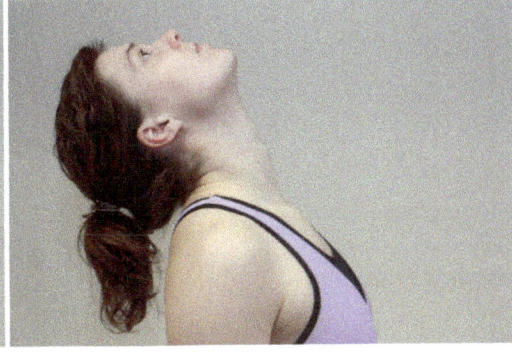

Actieve flexie. *Actieve extensie.*

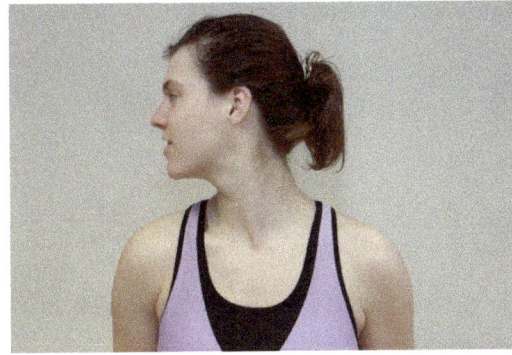 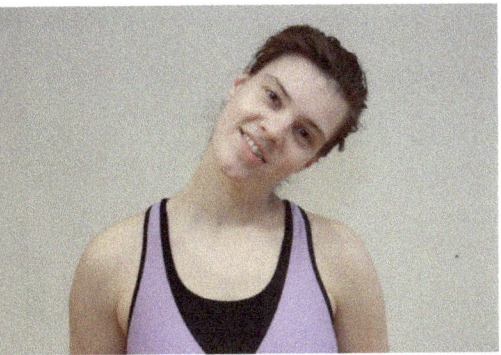

Actieve rotatie links en rechts. *Actieve lateroflexie links en rechts.*

Passieve rotatie links en rechts.
Passieve lateroflexie links en rechts.

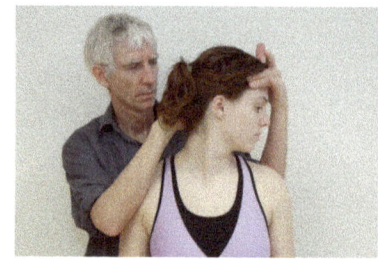 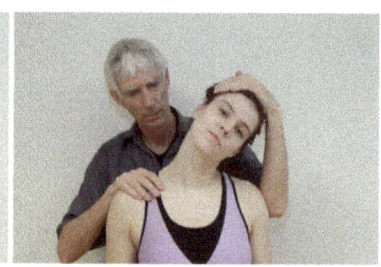

Passieve extensie.
Weerstand extensie (C1, C2).

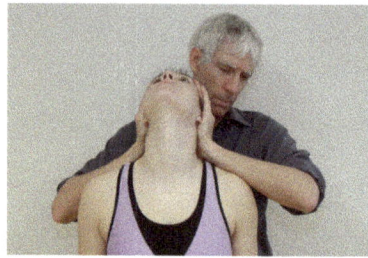 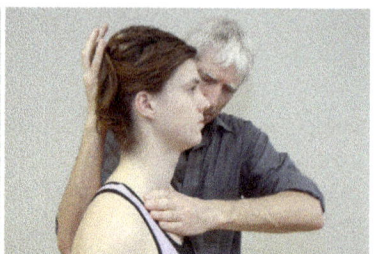

Weerstand flexie (C1, C2).
Weerstand rotatie links en rechts (C1, C2).

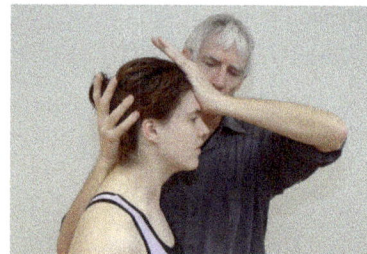 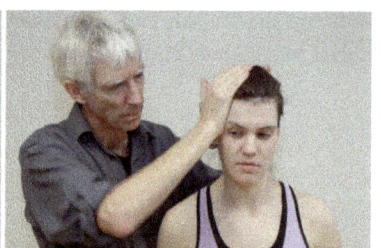

Weerstand lateroflexie (C1, C2).
Weerstand elevatie scapulae (C2-C4).

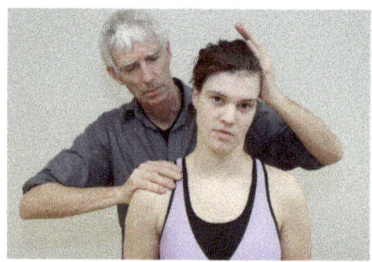 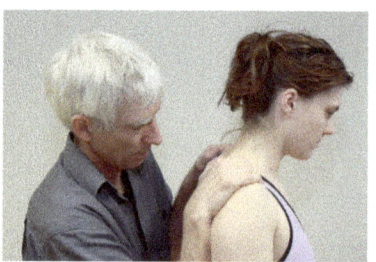

Weerstand abductie arm (C5).
Weerstand adductie arm (C7).

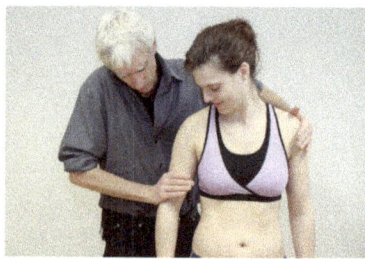 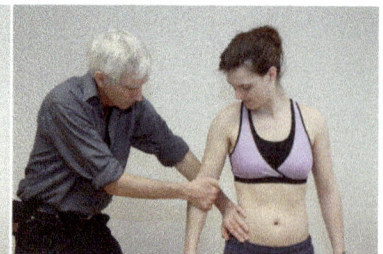

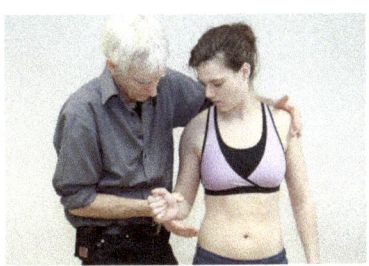 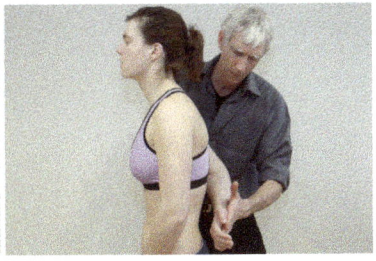

Weerstand exorotatie (C5, C6).
Weerstand endorotatie voor het testen van de m. subscapularis (lift-offtest: C5, C6).

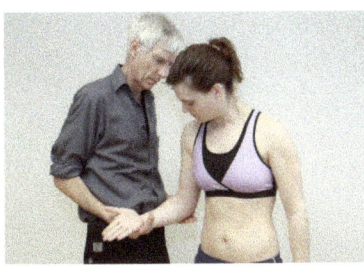 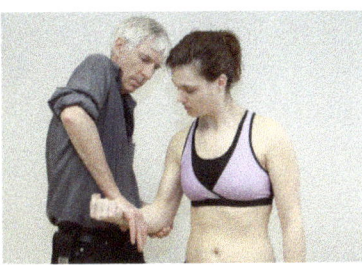

Weerstand extensie elleboog (C7).
Weerstand flexie elleboog (C5, C6).

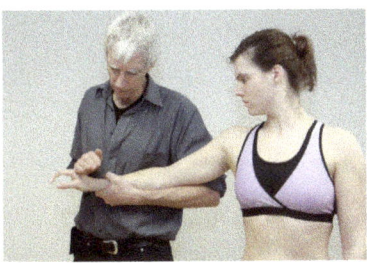 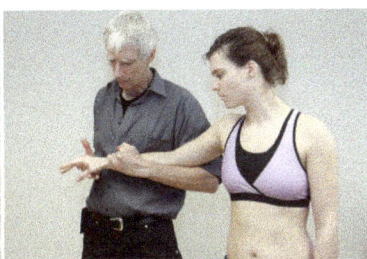

Weerstand extensie pols (C6).
Weerstand flexie pols (C7).

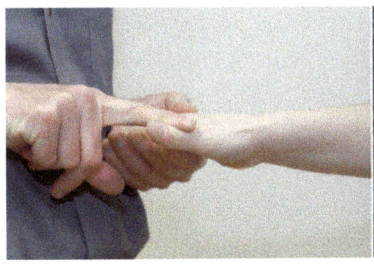 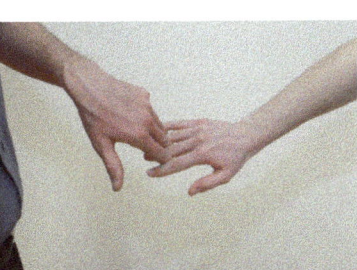

Weerstand extensie duim (C8).
Weerstand adductie vingers (C8, Th1).

Bijlage II
Sensibiliteit en reflexen

Sensibiliteit

De sensibiliteit van de armen wordt getest ter beoordeling van de wortels van C5-Th1. De patiënt houdt beide armen gestrekt voor zich uit en de onderzoeker strijkt met lichte druk over de huid van de patiënt. Als er anesthesie of hypesthesie wordt gevonden dan kan men het aangedane huidgebied verder onderzoeken op het waarnemingsvermogen van stomp-scherp, koud-warm, trillingen en propriocepsis (stand van de gewrichten).

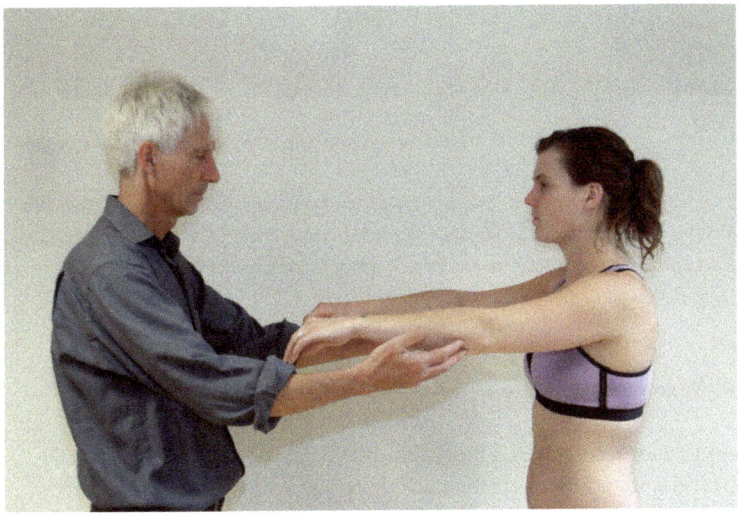

Globaal onderzoek van de sensibiliteit van de armen.

Reflexen van de armen

Bij vermoeden van wortelcompressie of compressie van de perifere zenuw controleert men de reflexen van beide armen.[1] Let hierbij vooral op een te zwakke reflex aan de aangedane zijde. Bij myelumcompressie zal eerder sprake zijn van hyperreflexie; in dergelijke gevallen controleert men ook de reflexen van beide benen.

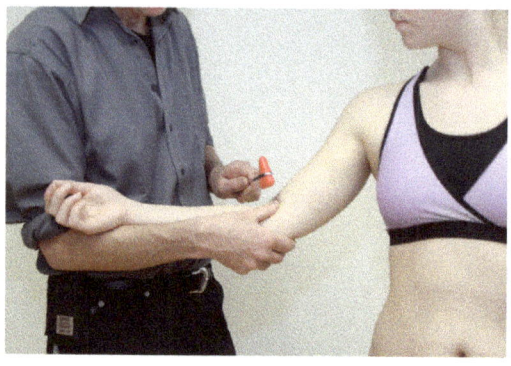
Bicepspeesreflex (C5, C6).

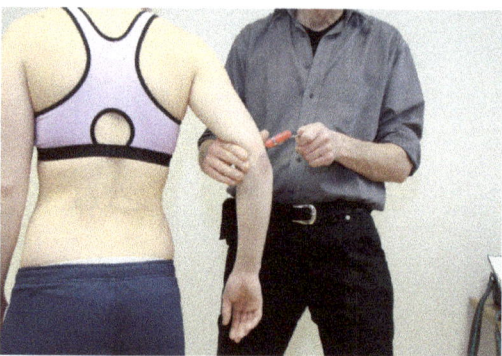
Tricepspeesreflex (C7).

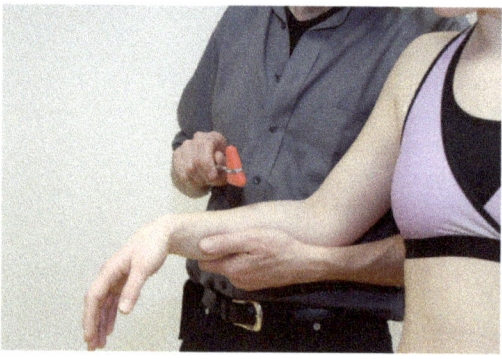
M. brachioradialisreflex (C6).

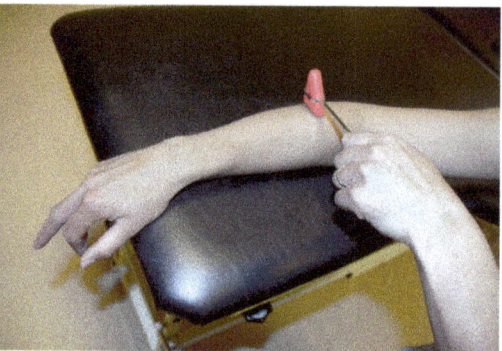
M. extensor digitorumreflex = Braunecker-Effenbergreflex (C6, C7).

Uitvoering: de onderzoeker tikt met de reflexhamer op de m. extensor digitorum terwijl de vingers licht gebogen zijn. Contractie van de m. extensor digitorum veroorzaakt hierbij plotselinge strekking van een of meerdere vingers. Afwezigheid van deze reactie wijst op neuropathie van de spinale zenuw van C6 en/of C7 of disfunctioneren van de diepe tak van de n. radialis. Sensitiviteit en specificiteit zijn beide circa 95%.[1]

Reflexen van de benen

Bij vermoeden van ruggenmergcompressie ter hoogte van de cervicale wervelkolom controleert men ook de reflexen van beide benen. Hyperreflexibiliteit kan wijzen op ruggenmergcompressie en/of een pathologische voetzoolreflex (volgens Babinski*) wijzen op centraal neurologische pathologie.

---

* Joseph Babinski: Franse neuroloog (1857-1932), vooral bekend om zijn beschrijving van de voetzoolreflex.

Bijlage II

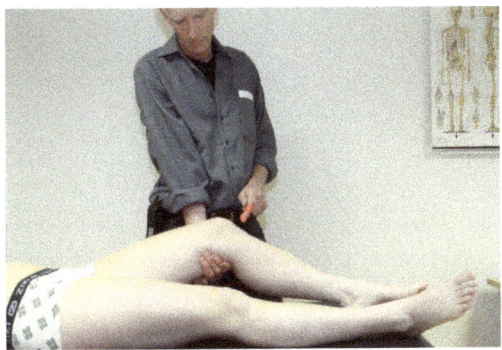

Kniepeesreflex.

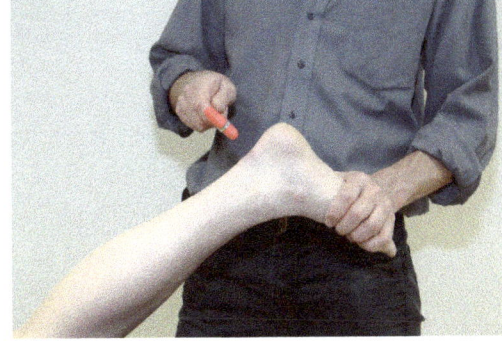

Achillespeesreflex.

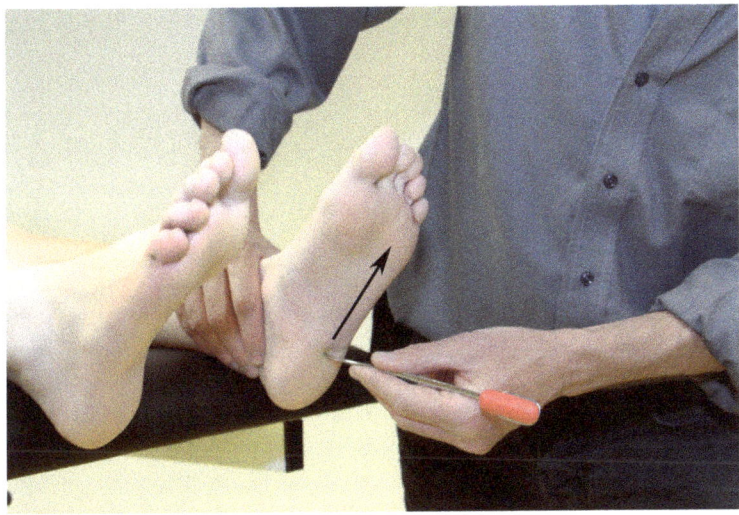

Voetzoolreflex.
Uitvoering: de onderzoeker strijkt de achterkant van de reflexhamer langs de laterale voetrand.
Een normale reactie is plantairflexie van de grote teen. Als er geen reactie optreedt wordt de reflex indifferent genoemd. Als extensie van de grote teen optreedt en spreiding van de andere tenen dan is de reflex pathologisch;[2] dit wordt een voetzoolreflex volgens Babinski genoemd.
Nota bene: bij zuigelingen treedt altijd een voetzoolreflex volgens Babinski op; bij hen is dit dus niet pathologisch.

Literatuur

1 Zhang MJ, Zhu CZ, Duan ZM, Niu X. Applying the extensor digitorum reflex to neurological examination. J Nippon Med Sch. 2010 Oct;77(5):250-3.
2 Wolters EC, Groenewegen HJ. Neurologie. Houten/Diegem: Bohn Stafleu van Loghum, 2001. Blz. 272.

Bijlage III
Radiculopathie: vier testen

De volgende vier testen worden gebruikt om een radiculopathie aan te tonen of uit te sluiten.

De eerste twee beschreven testen zijn betrouwbaar bij een positieve testuitslag; dit zijn de Spurlingtest en de cervicaletractietest.

De laatste twee beschreven testen zijn betrouwbaar bij een negatieve testuitslag; dit zijn de upper limb tension test (ULTT) en de cervicalerotatietest.

Als alle vier de testen positief zijn dan is de betrouwbaarheid circa 99%.

De Spurlingtest en de cervicaletractietest

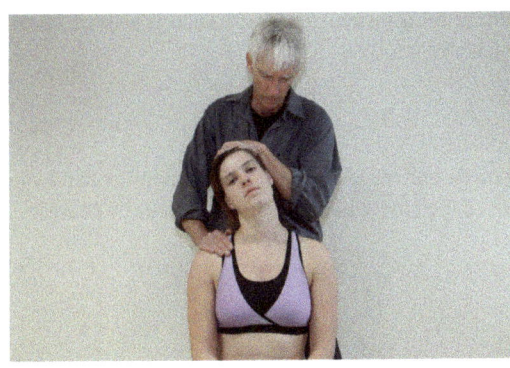 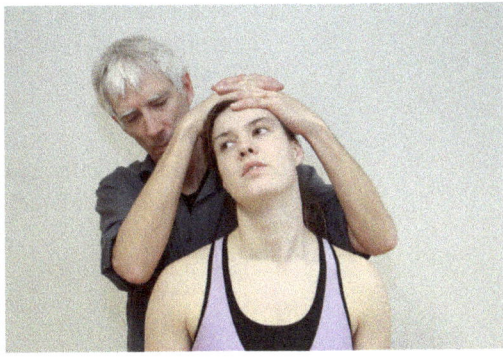

Spurlingtest.   *Spurlingtest: andere uitvoering.*

Uitvoering van de Spurlingtest: de patiënt lateroflecteert het hoofd in de richting van de aangedane arm. De onderzoeker geeft compressie op het hoofd. Als radiculaire symptomen in de aangedane arm ontstaan, dan is de test positief.

*Cervicaletractietest.
Uitvoering: de onderzoeker geeft tractie aan het hoofd van de patiënt.
De test is positief als radiculaire symptomen tijdens uitvoering van de test verdwijnen of verminderen.*

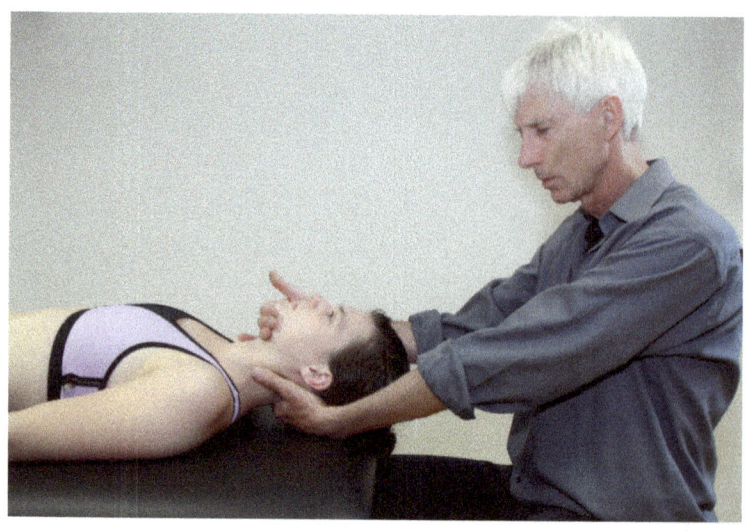

Upper limb tension test (ULTT) en de cervicalerotatietest

De upper limb tension test is te vergelijken met de straight leg raise test van onderste extremiteit. Tijdens de test worden plexus brachialis en zenuwbanen die zich in de arm bevinden in opeenvolgende stappen op rek gebracht. De test is zeer sensitief maar weinig specifiek: bij asymptomatische personen is het ondergaan van deze test dus vaak pijnlijk (valspositief). Daarom gebruikt men de upper limb tension test vooral om radiculopathie uit te sluiten: bij een negatieve testuitslag is vrijwel zeker *geen* sprake van radiculopathie.[1]

Uitvoering upper limb tension test

De patiënt ligt in ruglig op de onderzoeksbank. De gelijknamige hand van de onderzoeker houdt de aangedane schouder van de patiënt in depressie.

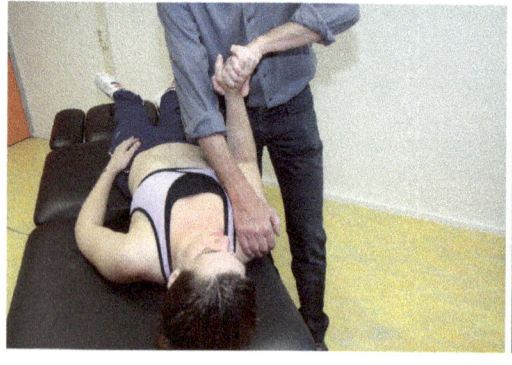

1: passieve depressie van de aangedane schouder.

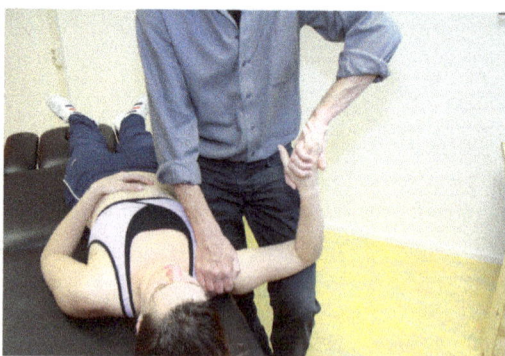

2: passieve schouderabductie; de arm van de patiënt wordt daarbij ondersteund door het bovenbeen van de onderzoeker.

Bijlage III

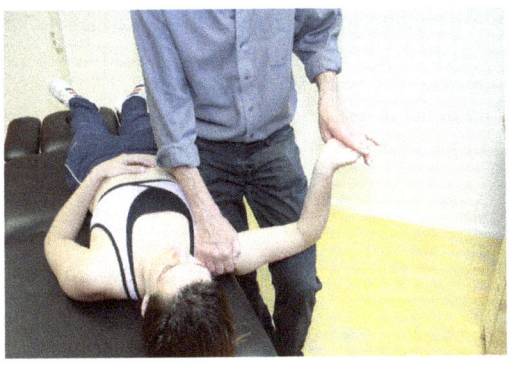

3: passieve supinatie en passieve pols- en vingerextensie.

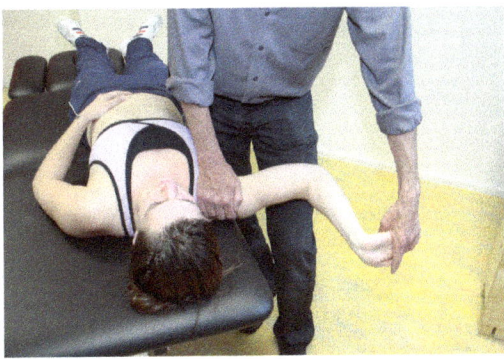

4: Passieve exorotatie van het schoudergewricht.

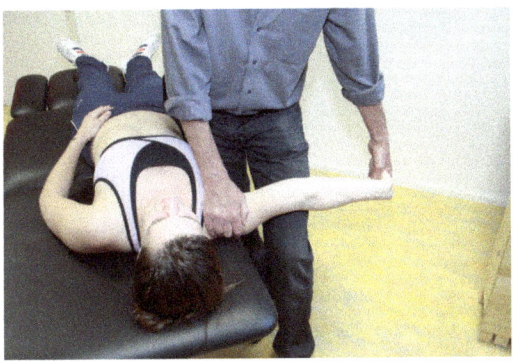

5: Passieve extensie van de elleboog

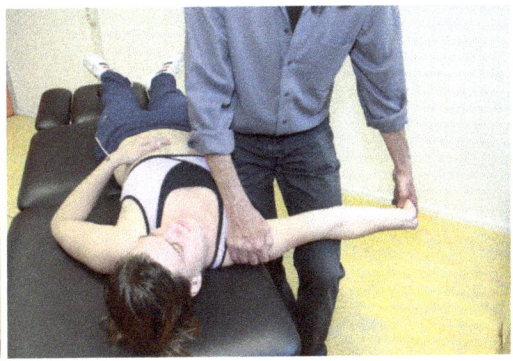

6: Actieve heterolaterale lateroflexie van het hoofd van de patiënt.

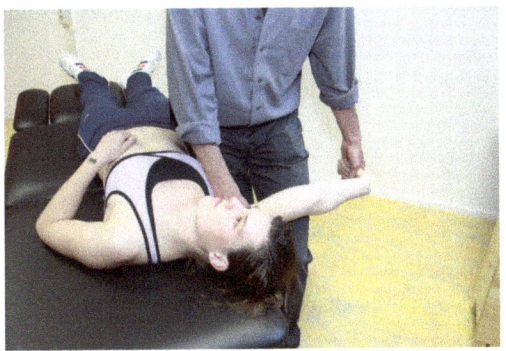

7: Actieve homolaterale lateroflexie van het hoofd van de patiënt.

Met de andere hand wordt de hand van de patiënt zodanig vastgehouden dat in een later stadium van de test gemakkelijk een passieve pols- en vingerextensie is uit te voeren.

De test is positief als tijdens het testen herkenbare symptomen in de arm worden geprovoceerd. Alleen stap 7 vermindert juist de symptomen.

Uitvoering cervicalerotatietest

De cervicalerotatietest komt overeen met de rotatie zoals deze wordt uitgevoerd tijdens het functieonderzoek; de zittende of staande patiënt roteert het hoofd in beide richtingen.

Cervicalerotatietest

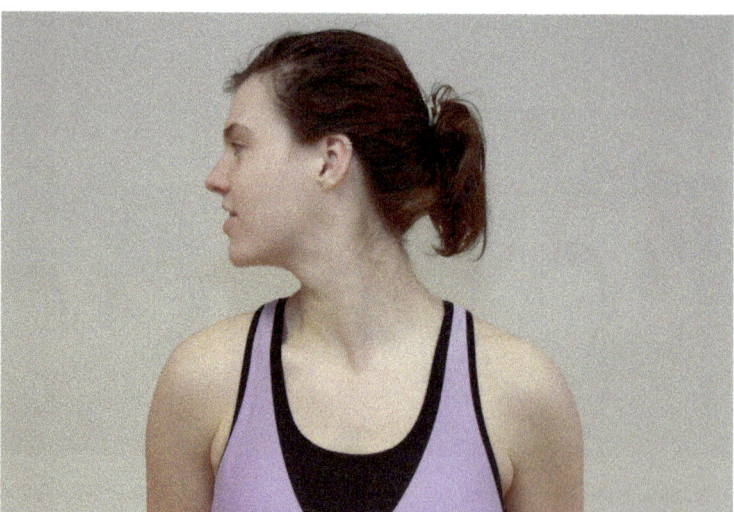

De cervicalerotatietest is positief als de patiënt minder dan 60° kan roteren naar de aangedane zijde.

Een positieve testuitslag is niet betrouwbaar. Bij een negatieve uitslag (zoals bij bovenstaande persoon) is vrijwel zeker geen sprake van radiculopathie.

Literatuur

1 Wainner RS, Fritz JM, Irrgang JJ, Boninger ML, Delitto A, Allison S. Reliability and diagnostic accuracy of the clinical examination and patient self-report measures for cervical radiculopathy. Spine (Phila Pa 1976). 2003 Jan 1; 28(1):52-62.

Bijlage IV
De MRC-schaal: een maat voor spierkracht

De Medical Research Council Scale geeft een indruk van de mate van spierkracht. Onderstaande gradaties zijn gemodificeerd volgens Paternostro-Sluga;[1] gradatie 2-3, 3-4 en 4-5 zijn toegevoegd om de meting nauwkeuriger te maken.

Graad 0

Er is geen spiercontractie mogelijk.

Graad 1

Er is spiercontractie mogelijk maar er is geen bewegingseffect.

Graad 2

De spier is in staat tot contraheren: er is sprake van bewegingseffect als de invloed van de zwaartekracht wordt uitgeschakeld. Een volledige bewegingsuitslag is dan mogelijk.

Graad 2-3

De spier is in staat tot contraheren: er is sprake van een bewegingseffect van minder dan 50% van de volledige bewegingsuitslag, tegen de invloed van de zwaartekracht in.

Graad 3

De spier is in staat tot contraheren: er is sprake van een bewegingseffect, ook tegen de invloed van de zwaartekracht in. Een bewegingsuitslag van meer dan 50% is mogelijk.

Graad 3-4

Ook tegen lichte manuele weerstand is beweging mogelijk: de totale bewegingsuitslag is minder dan 50%.

Graad 4

Tegen lichte manuele weerstand is beweging mogelijk: de totale bewegingsuitslag is meer dan 50%.

Graad 4-5

Er is beweging mogelijk tegen forse manuele weerstand, maar de kracht is minder dan die aan de contralaterale zijde.

Graad 5

Normale spierfunctie.

Literatuur

1 Paternostro-Sluga T, Grim-Stieger M, Posch M, Schuhfried O, Vacariu G, Mittermaier C, et al. Reliability and validity of the Medical Research Council (MRC) scale and a modified scale for testing muscle strength in patients with radial palsy. J Rehabil Med. 2008;40(8):665-71.

Bijlage V
Vragenlijst 'hoofdpijn'

Onderstaande vragenlijst kan door de patiënt worden ingevuld, of worden gebruikt tijdens de anamnese om een eerste indruk te krijgen van het type hoofdpijn dat de patiënt heeft.

Uiteraard is deze vragenlijst niet volledig en mag de patiënt nooit alleen zelf de diagnose stellen.

1. Bent u ouder dan 50 jaar en is dit de eerste keer dat u dit type hoofdpijn heeft?
2. Zit de hoofdpijn achter uw oog of aan de zijkant van uw oog (bij de slapen)?
3. Is de hoofdpijn plotseling ontstaan (van de ene op de andere seconde)?
4. Is de hoofdpijn ontstaan na een ongeval (trauma)?
5. Heeft u koorts?
6. Voelt u zich ziek sinds u hoofdpijn heeft?
7. Is er alleen nachtelijke hoofdpijn?
8. Heeft u (andere) ernstige aandoeningen waarmee wij rekening moeten houden?
9. Heeft u soms epileptische aanvallen?
10. Heeft u sinds uw hoofdpijn duidelijk krachtsverlies, tintelingen of doofheid van de huid?
11. Is uw hoofdpijn dof of drukkend en constant aanwezig?
12. Voelt uw hoofdpijn aan als een strakke band om het hoofd?
13. Is uw hoofdpijn meerdere keren per week aanwezig?
14. Verergert de hoofdpijn door inspanning of sport?
15. Gaat de hoofdpijn samen met forse misselijkheid?
16. Moet u soms overgeven tijdens een hoofdpijnaanval?
17. Hebt u voorafgaand aan een hoofdpijnaanval rare sensaties zoals het zien van lichtflitsen, punten, lijnen of vlekjes, wazig zien, oorsuizen of tintelingen?
18. Heeft u hoofdpijn aan één zijde van het hoofd?
19. Is de hoofdpijn kloppend of bonzend?
20. Als u hoofdpijn heeft, vermijdt u dan in sterke mate licht en geluid?
21. Heeft u de indruk dat bepaalde soorten voeding uw hoofdpijn kunnen veroorzaken of verergeren, bijvoorbeeld: chocola, kaas, noten, kruiden en dergelijke?
22. Duurt uw hoofdpijn minder dan drie uur?

23 Is er sprake van perioden van enkele weken dat uw hoofdpijn (bijna) dagelijks optreedt om daarna weer voor maanden te verdwijnen?
24 Traant uw oog aan de zijde waar uw hoofdpijn zit?
25 Wordt u wakker van de hoofdpijn, kort nadat u ingeslapen bent?
26 Neemt u soms maanden achter elkaar meer dan tien keer per maand pijnstillers voor uw hoofdpijn?
27 Krijgt u duidelijk meer hoofdpijn als u stopt met de medicijnen?
28 Heeft u tijdens (eenzijdige) hoofdpijn ook nek- en armpijn aan dezelfde zijde?
29 Kunt u uw hoofd slecht draaien omdat dit de hoofdpijn verergert?

Interpretatie

Vraag 1-10

Een bevestigend antwoord op één of meerdere vragen van vraag 1-10 kan wijzen op ernstige pathologie; het is dan verstandig de patiënt nader specialistisch te laten onderzoeken alvorens te behandelen met fysiotherapie/kinesitherapie.

Vraag 11-13

Een bevestigend antwoord op vragen 11-13 past bij spanningshoofdpijn.

Vraag 14-21

Een bevestigend antwoord op vragen 14-21 past bij migraine.

Vraag 22-25

Een bevestigend antwoord op vragen 22-25 past bij clusterhoofdpijn.

Vraag 26-27

Een bevestigend antwoord op vragen 26-27 past bij 'rebound' hoofdpijn ofwel hoofdpijn die in stand gehouden wordt door frequent medicijngebruik.

Vraag 28-29

Een bevestigend antwoord op vragen 28-29 past bij cervicogene hoofdpijn.

Bijlage VI
Algemene houdingsinstructies

- Voorkom het langdurig naar beneden kijken zoals het lezen van een boek dat plat op tafel ligt, handwerken in de verkeerde houding, langdurig staan achter een aanrecht of het doen van werkzaamheden boven een werkbank en dergelijke. De cervicale wervelkolom wordt hierbij langdurig vrij zwaar belast omdat het zwaartepunt van het 4-5,5 kilo zware hoofd zich anterieur van de wervelkolom bevindt (figuur 1).
- Gebruik bij langdurig lezen of schrijven een standaard of lessenaar. Een andere mogelijkheid is om tijdens het lezen het hoofd te ondersteunen met de handen (figuur 2 en 3).
- Plaats het beeldscherm van de computer op voldoende hoogte. De richtlijn is: de bovenrand van het beeldscherm bevindt zich op ooghoogte wanneer men rechtop zit.
- Wissel veelvuldig af van houding.
- Als men langdurig moet zitten zoals bij tv-kijken of tijdens lange autoritten, dan kan men het best de leuning van de stoel enigszins achterover laten hellen; hiermee worden de dorsale nekspieren en wervelgewrichten minder belast. Deze instructie is vooral belangrijk voor patiënten met een anteropositie van het hoofd (figuur 4).
- Een goede strekking van de gehele wervelkolom tijdens staan en lopen wordt aangeraden.
- Een actief leven is veel beter dan een passief leven met weinig lichaamsbeweging.

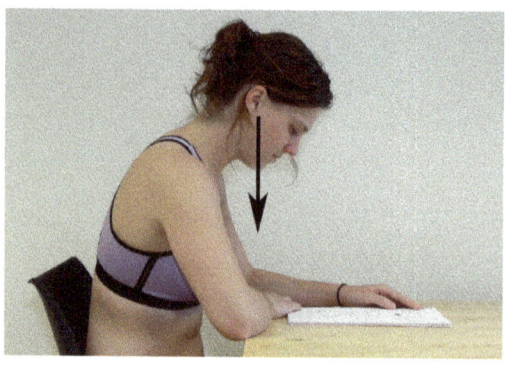 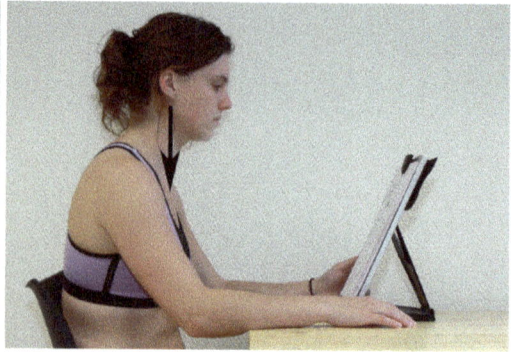

Figuur 1 en 2
Voorkom het langdurig naar beneden kijken zoals het lezen van een boek dat plat op tafel ligt. De cervicale wervelkolom wordt hierbij langdurig vrij zwaar belast omdat het zwaartepunt van het hoofd zich anterieur van de cervicale wervelkolom bevindt.
Gebruik bij langdurig lezen of schrijven een standaard of lessenaar. Het zwaartepunt van het hoofd bevindt zich nu minder ver naar voren.

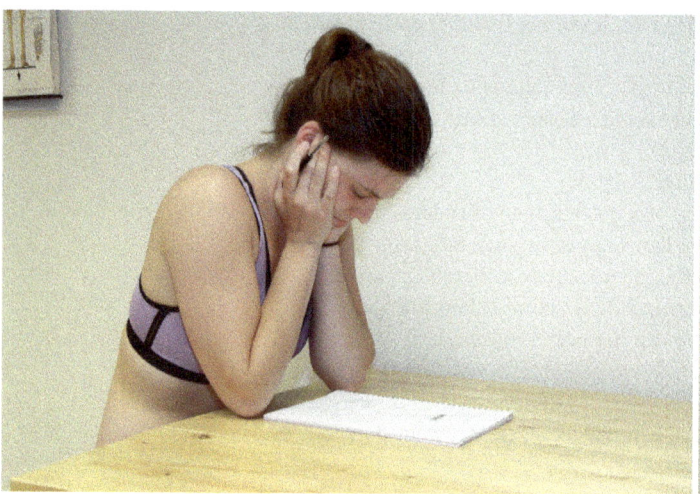 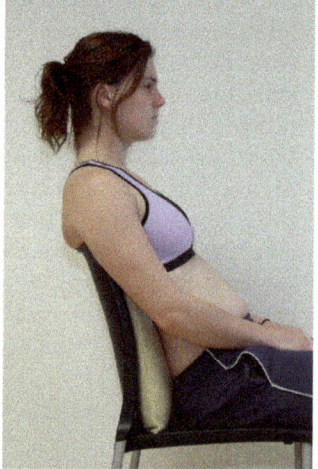

Figuur 3 en 4
Een andere mogelijkheid is om tijdens het lezen het hoofd te ondersteunen met de handen.
In een min of meer achteroverliggende houding worden de dorsale nekspieren en wervelgewrichten minder belast.

Bijlage VII
Algemene oefeningen voor verbetering van houding, mobiliteit en spierkracht

De oefeningen uit deze bijlage zijn bedoeld als voorbeeld. De mate van nek- of hoofdpijn en de oorzaak ervan bepalen welke keuze men maakt uit onderstaande mogelijkheden en hoe intensief men de oefeningen laat uitvoeren.

Craniocervicale flexieoefeningen blijken effectiever bij de behandeling van chronische nekpijn dan alleen cervicale flexieoefeningen.[1] Daarom wordt bij de meeste oefeningen gevraagd om de kin in te trekken.

Laag belaste oefeningen zijn vooral geschikt voor het verbeteren van de houding.

Hoog belaste oefeningen zijn meer effectief voor het verbeteren van de spierkracht.

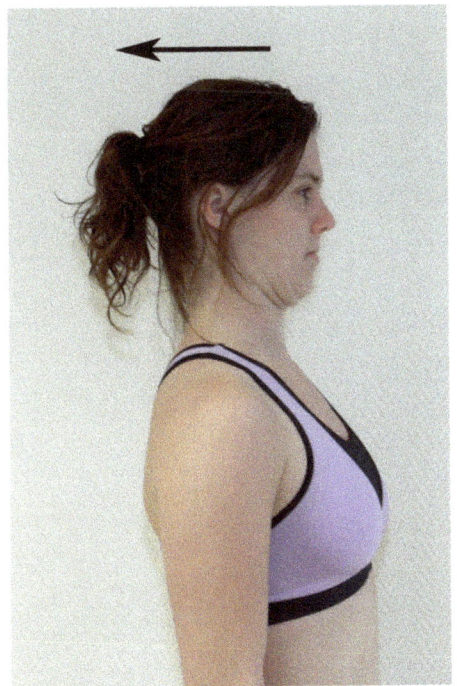

Stand, eventueel tegen een muur: goed uitstrekken en de kin intrekken.

Stand of zit: goed uitstrekken en de kin intrekken. De oefening wordt verzwaard door gebruik te maken van een elastische band.

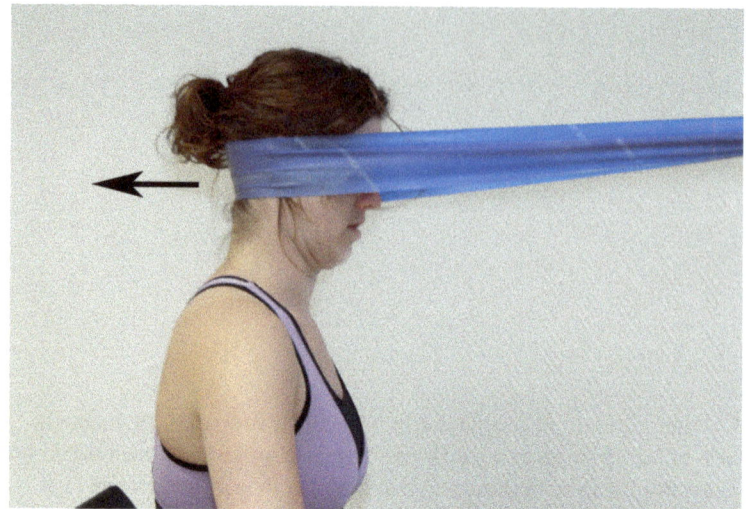

Ruglig: de patiënt legt een opgerold handdoekje onder de nek en probeert de handdoek met de nek naar beneden te duwen gedurende circa 20 seconden. De moeilijkheidsgraad is te vergroten door een minder dikke rol te gebruiken.
Variant op deze oefening: de patiënt duwt eerst de handdoek naar beneden en tilt vervolgens het hoofd op.

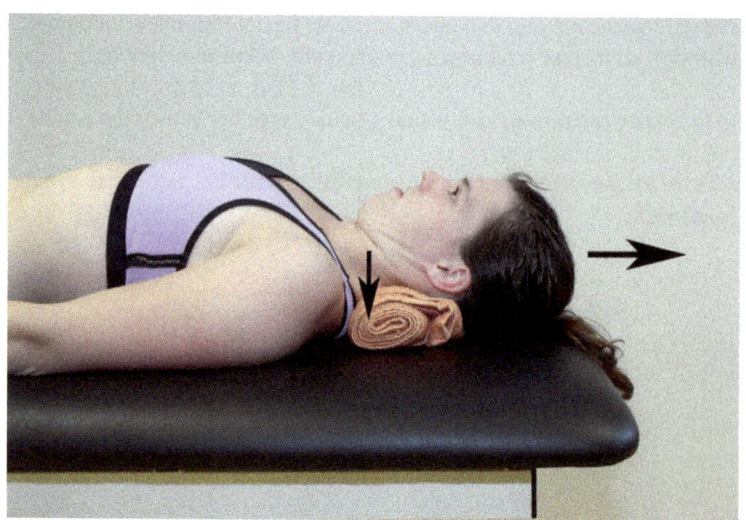

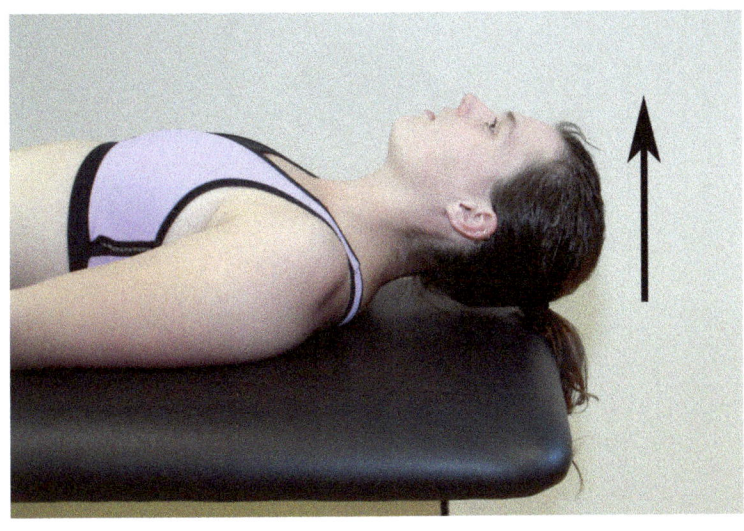

Ruglig, kin iets intrekken en het hoofd circa 20 seconden optillen. Enige variatie verkrijgt men door in deze positie het hoofd te roteren. Deze uitvoering in lig is vrij zwaar voor patiënten met nekpijn. De oefening is minder zwaar als deze wordt uitgevoerd op de behandelbank, zittend tegen een schuin geplaatste rugleuning.

Bij veel pijnklachten dient men de eerste weken laag te doseren omdat bij overdosering gemakkelijk hoofd- of nekpijn geprovoceerd wordt. Het verdient aanbeveling om uiteindelijk zowel het uithoudingsvermogen als de kracht van de diepe nekspieren te trainen.[2]

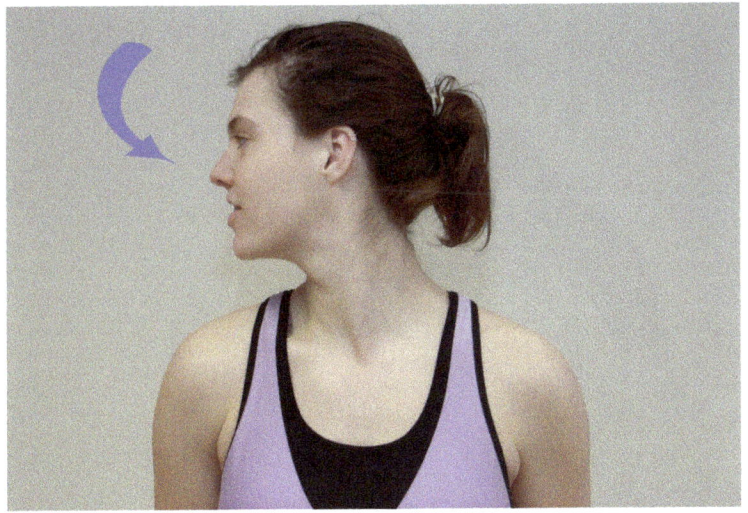

Stand, zit of lig: eerst intrekken van de kin en vervolgens roteren van het hoofd tot de eindstand. In lig rolt het hoofd hierbij over de ondergrond.

Zit of stand: de patiënt legt een handdoek of band om het achterhoofd tot aan C1. De uiteinden van de handdoek worden door de patiënt voor het hoofd vastgehouden. De patiënt roteert het hoofd terwijl deze beweging wordt begeleid door de hand die de handdoek of band vasthoudt.

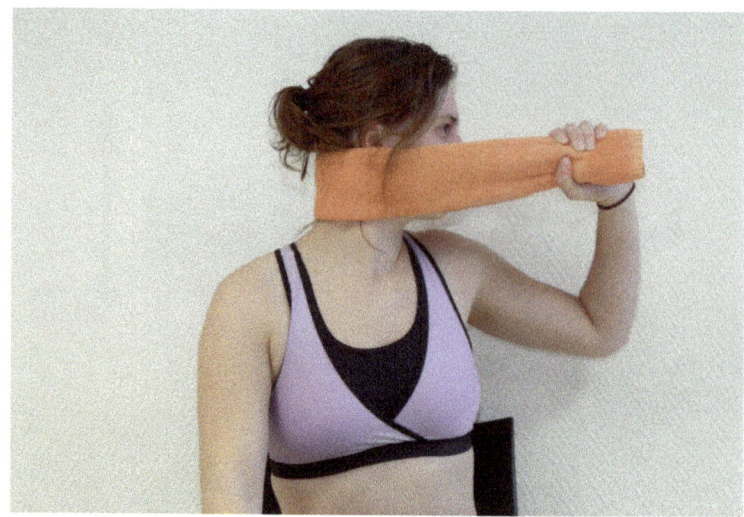

Oefeningen voor de musculatuur rondom het schouderblad zoals steunen en opdrukken.

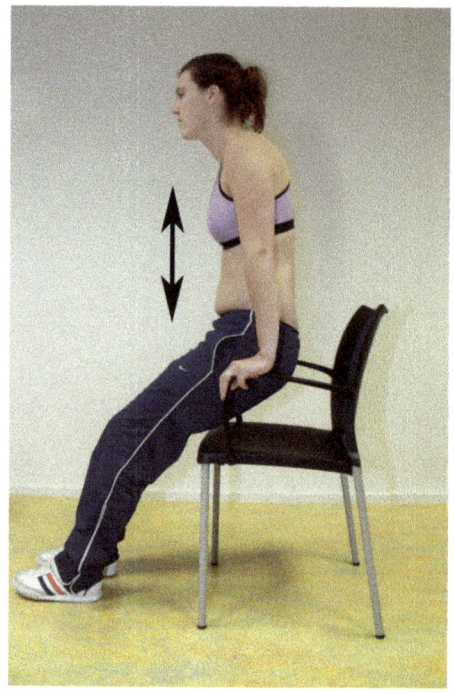

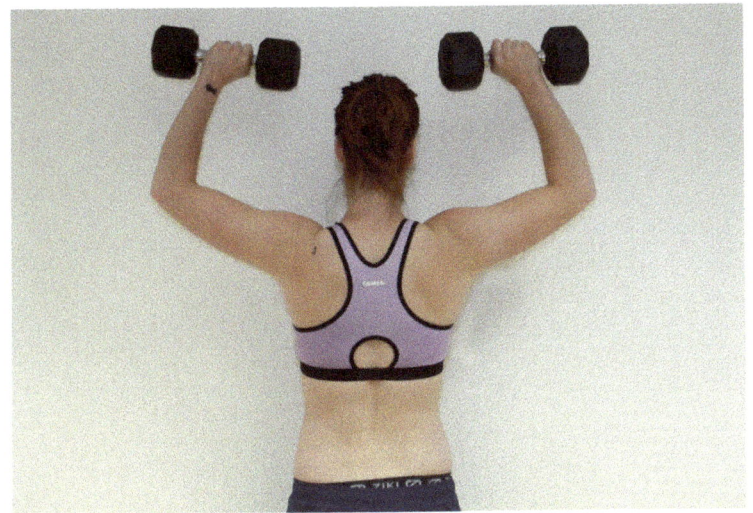

Algemeen spierversterkende oefeningen van de schoudermusculatuur met behulp van dumb-bells. Een andere mogelijkheid is het gebruik van elastische banden. Vele variaties zijn hierin mogelijk.

Literatuur

1 O'Leary S, Falla D, Hodges PW, Jull G, Vicenzino B. Specific therapeutic exercise of the neck induces immediate local hypoalgesia. J Pain. 2007 Nov; 8(11):832-9.
2 Neck and Arm Pain Syndromes. CF de las Peñas, J Cleland, P Huijbregts. China: Elsevier, 2011. Blz. 186-190.

Bijlage VIII
Innervatie van de huid van nek, romp, arm en hand

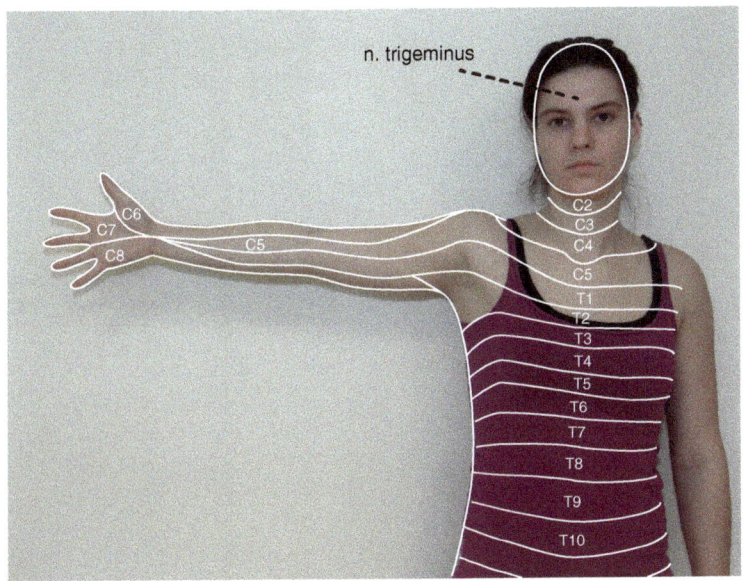

Segmentale innervatie van nek, romp en arm, ventraal aanzicht.

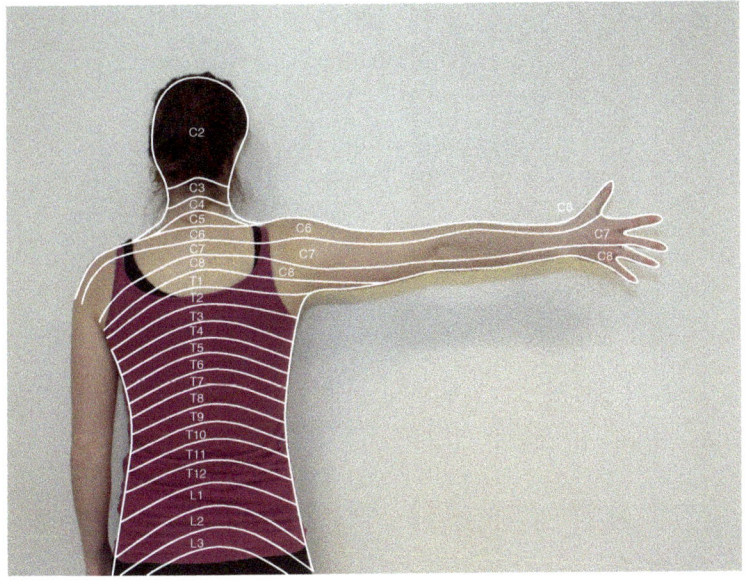

Segmentale innervatie van de nek, romp en arm, dorsaal aanzicht.

Innervatie van de perifere huidzenuwen, ventraal aanzicht.

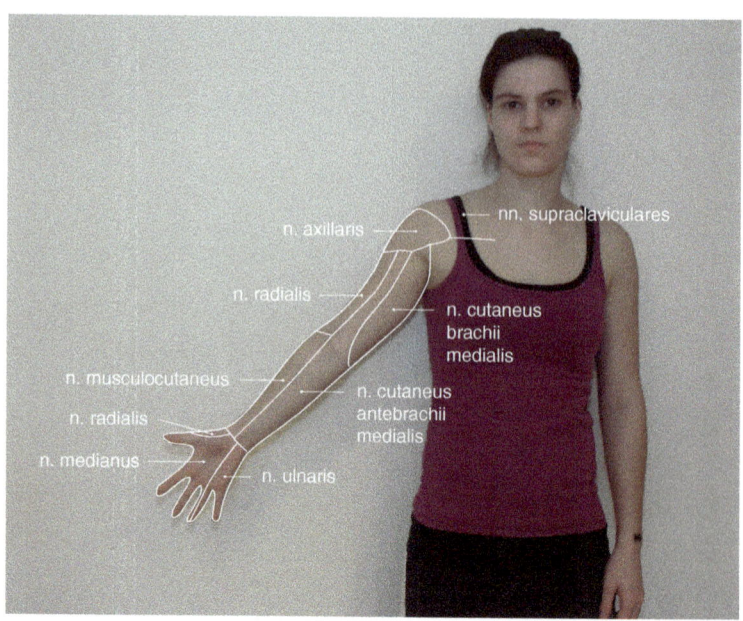

Innervatie van de perifere huidzenuwen, dorsaal aanzicht.

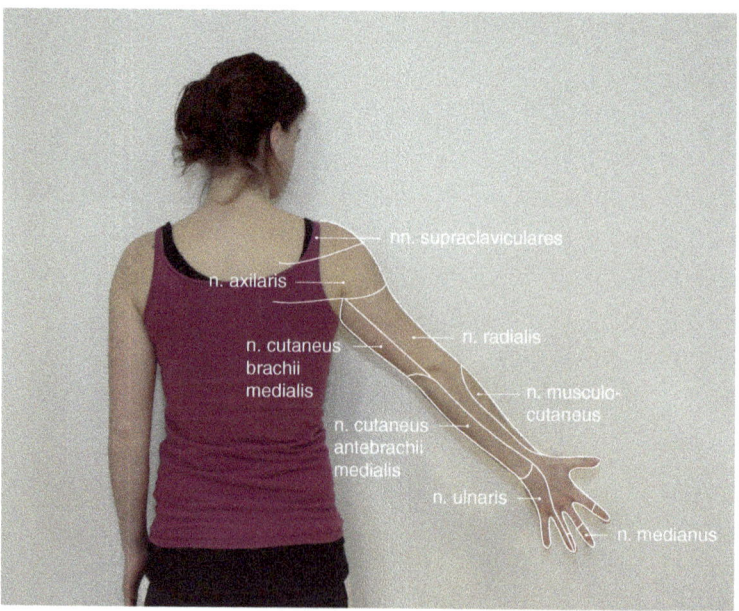

Bijlage VIII

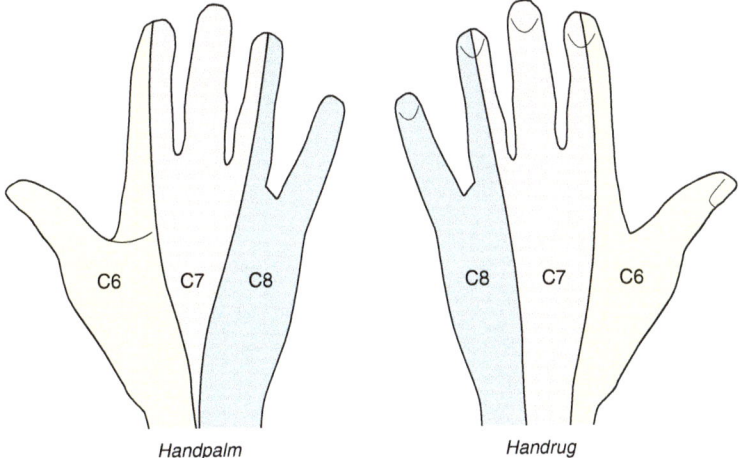

Segmentale innervatie van de hand.

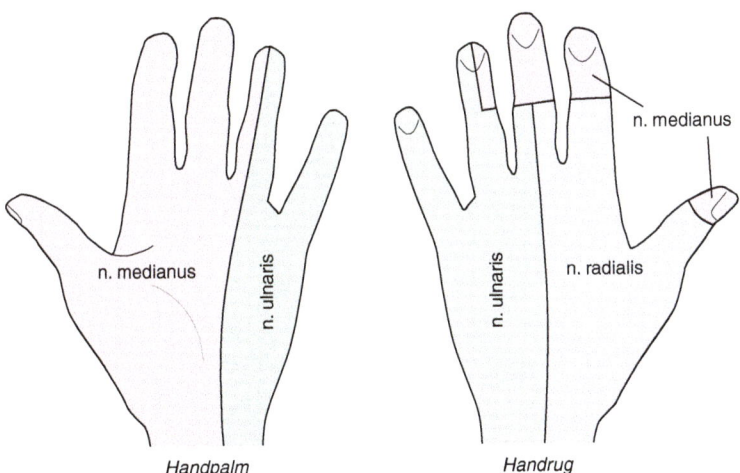

Innervatie van de perifere huidzenuwen van de hand.

Register

A

a. basilaris	12
a. cerebri posterioris	13
a. subclavia	12
a. vertebralis	12
achillespeesreflex	108
achterhoorn	14
achterste scalenuspoort	78
acromioclaviculair gewrichtsprobleem	74
anterolisthesis	90
arteria subclavia	77
arteria vertebralis	5
arthrodese	48, 49
articulatio ellipsoidea	7
atlantoaxiale subluxatie (AAS)	90
atlantodentaal gewricht	8
atlas	6
atlas-densinterval	92
axis	7
axon	61
axonotmesis	61

B

Babinski, voetzoolreflex volgens	68, 108
bicepspeesreflex	107
Braunecker-Effenbergreflex	46

C

capsulair patroon	103
carpaletunnelsyndroom	84
cervicaal processus transversus	80
cervical distraction test	59
cervicale epidurale infiltratie	47
cervicale radiculopathie	52, 57, 63
cervicale rotatie	59
cervicalehoudingssyndroom	28
cervicalerotatietest	114
cervicaletractietest	111
cervicobrachiaalsyndroom	52, 53, 54, 80
cervicogene hoofdpijn	39
chiropraxie	63
claviculafractuur	71, 80
clusterhoofdpijn	42
cock-robinpositie	11
complex regionaal pijnsyndroom	85
coraco-thoraco-pectorale poort	78
costoclaviculair syndroom	77
costoclaviculaire tang	78
craniovertebrale hoek	34
CT-myelografie	60
CT-scan	59
cubitaletunnelsyndroom	84

D

discushernia	
–, harde	46
–, zachte	46
discusprothese	48
distractiontest	52
driekolommenmodel	101

E

electromyografie (EMG)	59
epidurale injectie	64

F

fasciculi	16
flexie-extensieradiografie	92
flexie-rotatietest	40
foramina transversarii	5

G
Gilliatt-Sumnerhand 83

H
halsribsyndroom 77
Harristest 40
Hoffmann-Trömner, reflex van 68
hoofdpijn 31
 –, cervicogene 39
 –, chronische 32
 –, classificatie 31
 –, medicijn-afhankelijke 42
 –, vragenlijst 117
hoogcervicale fusie 93
Horton, neuralgie van 42
houdingsinstructies 119
hyperabductiesyndroom 77
hypothalamus 43

I
innervatie 13
interscalenische driehoek 78
intersomatische autograft 99

J
junctura zygapophysealis 5

K
kniepeesreflex 108

L
ligamenta alaria 8
ligamentum apicis dentis 8

M
m. brachioradialisreflex 107
m. extensor digitorumreflex 107
m. longissimus 9
m. longus capitis 9
m. longus colli 9
m. obliquus capitis inferior 9
m. obliquus capitis superior 9
m. pectoralis minor 78
m. rectus capitis posterior major 9
m. rectus capitis posterior minor 9
m. scalenus medius 80
m. semispinalis 9
m. splenius capitis 9
m. sternocleidomastoideus 11
manipulatieve handgrepen 63
manubrium sterni 11
McKenzieoefeningen 54
Medical Research Council Scale (MRC) 115
membrana tectoria 8
migraine 27, 31, 36
 –, met aura 38
 –, zonder aura 37
mm. scaleni 74
modic veranderingen 98
MRI-scan 59
myelineschede 61
myelopathie 69, 70
myeloradiculopathiesymptoom 70
myelumcompressie 68, 107

N
n. suboccipitalis 16
n. trigeminus 39
nekhernia
 –, harde 57
 –, zachte 57
nerve root block 60
neurotmesis 61
neurovasculair compressiesyndroom 77

O
oefeningen verbetering houding 121
osteofyt 46, 69

P
Pancoasttumor 86
pannusweefsel 91
papegaaienbekken 46
Parsonage-Turner, syndroom van 84
pectoralis minorsyndroom 77
perineurium 61
plaatosteosynthese 99
plexus brachialis 16
processus articularis 5
processus transversi 5
processus uncinati 5
pronatorteressyndroom 84

R
radialetunnelsyndroom 84
radiculopathie 53, 57, 70, 111

radix	14
ramus dorsalis	14
ramus ventralis	14
Ranawatclassificatie	91
Raynaud, syndroom van	85
reflex	107
releasefenomeen	54
reuma	89
Roostest	52, 73, 80, 84
rotatoire subluxatie C5-C6	96

S

scalenussyndroom	77
sensibiliteit	107
Space Available for the Cord (SAC)	9
spanningshoofdpijn	31, 33
spinale zenuw	14
Spurlingtest	52, 59, 111
sternocleidomastoideushouding	11
sublaminair haaksysteem	92
subpectorale ruimte	78
Sunderlandcriteria	61

T

thoracic-outletsyndroom	52, 72, 73, 77
–, disputed	83
–, neurogeen	77, 81
–, neurovasculair	78
–, undisputed (echt)	78, 82
–, vasculair	81
torticollis	17
TOS (thoracic outletsyndroom)	77
tricepspeesreflex	107
trunci	16
truncus inferior	78

U

uncovertebrale gewrichten	6
upper limb tension test (ULTT)	59, 112

V

vena subclavia	77
voetzoolreflex volgens Babinski	68
voorhoorn	14
vragenlijst hoofdpijn	117

W

Wartenbergsyndroom	60
whiplashletsel	95, 99
Willis, cirkel van	12

GPSR Compliance
The European Union's (EU) General Product Safety Regulation (GPSR) is a set of rules that requires consumer products to be safe and our obligations to ensure this.

If you have any concerns about our products, you can contact us on

ProductSafety@springernature.com

In case Publisher is established outside the EU, the EU authorized representative is:

Springer Nature Customer Service Center GmbH
Europaplatz 3
69115 Heidelberg, Germany

www.ingramcontent.com/pod-product-compliance
Ingram Content Group UK Ltd.
Pitfield, Milton Keynes, MK11 3LW, UK
UKHW051238180426
11947UKWH00013B/842